공기업 간호사를 간직하다 —

[간직하다]

1. 물건 따위를 어떤 장소에 잘 간수하여 두다.
2. 생각이나 기억 따위를 마음속에 깊이 새겨 두다.

국민건강보험공단 간호사 유보영의 꿈은
감사함 속에서도 안주하지 않고, 도전하며
사랑하고 일하는 삶을 살아가는 것입니다.

건강보험심사평가원 간호사 최소연의 꿈은
흔들릴지언정, 다시 중심을 찾아
나아가는 사람이 되는 것입니다.

간호대학에서 국민건강보험공단까지

아덴만 여명 작전 당시, 해적에게 납치되었다가 구출된 석해균 선장을 아주대학교병원 이국종 교수님이 치료했다는 뉴스가 대대적으로 보도되던 시절이 있었다. 어느 날, 엄마 친구의 딸이 아주대학교 간호대학에 진학했다는 이야기를 들었다. 왠지 모르게 멋있어 보여서 나도 모르게 '나도 거기 가고 싶다'는 생각이 들었다. 사람을 좋아했고 생명과학 과목도 재미있어했다. 누군가에게 도움되는 일도 하고 싶었는데 그 모든 성향이 간호대학에 잘 맞는다고 생각했다. 그렇게 나는 간호대학에 진학했고 다양한 활동과 배움을 통해 간호사의 길에 한 걸음씩 가까워졌다.

졸업 후에는 병원에서 잠시 간호사로 근무했다. 근무 기간이 길진 않았지만 밤샘 근무도 해보고, 위급한 상황을 마주하기도 했으며, 선배 간호사들의 손을 따라 업무를 하나씩 익혀 가며 나름의 간호 경험을 쌓았다. 짧지만 굵은 시간이었고 그 시간은 지금의 나에게 중요한 기반이 되었다. 그러던 중 나에게 새로운 고민이 생겼다. 매일 위중한 환자들을 마주해야 하는 부담감, 하루하루를 버티듯 지나가는 신규 간호사의 생활이 생각보다 힘들었다.

'정말 이 일을 오래 할 수 있을까?'

그런 생각이 들 무렵, 문득 이런 마음이 스쳤다.

'간호사 면허증을 꼭 병원에서만 써야 할까?'

병원이 아니어도, 내가 배운 지식과 경험을 살릴 수 있는 곳은 분명히 있을 것 같았다. 그렇게 알게 된 곳이 국민건강보험공단이었다. 공단은 병원과는 또 다른 방식으로 국민의 건강을 다루는 곳이었다. 그래서 나는 지금 진료실 대신 사무실에서, 환자 대신 국민을 마주하며 더 넓은 의미의 '돌봄'과 '공공성'을 배우고 실천해 나가고 있다.

이 책은 내가 간호대학 학생에서 병원 간호사를 거쳐 공단 직원이 되기까지의 여정과 그 안에서 겪은 다양한 경험과 고민, 선택의 순간들을 담고 있다. 지금 간호대학에 다니고 있거나 병원 외의 진로를 고민하고 있다면 이 이야기 속에서 아주 작은 힌트 하나쯤은 얻어갈 수 있지 않을까 싶다.

처음은 누구에게나 낯설고 두렵다. 하지만 그 두려움을 딛고 한

발 내디뎠을 때, 예상보다 멋진 길이 여러분을 기다리고 있을지도 모른다. 그리고 언젠가, 여러분과 공단에서 함께 일할 날이 오기를 기대해 본다.

○
●
○

일러두기

이 책의 1~3장은 국민건강보험공단 간호사의 이야기,
4~6장은 건강보험심사평가원 간호사의 이야기를 담고 있습니다.
저자의 의도와 글의 느낌을 살리기 위해
요청에 따라 표기와 맞춤법에 예외를 둔 부분이 있습니다.

목
차

2장

국민건강보험공단 간호사로 근무하며

3장

국민건강보험공단 이야기

4장

건강보험심사평가원 간호사가 되기까지

5장

건강보험심사평가원 간호사로 근무하며

6장

건강보험심사평가원 이야기

1장

국민건강보험공단 간호사가 되기까지 —

Nbitious

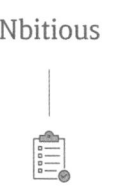

고등학교를 졸업하기까지 강원도의 한 도시에서 살던 내가 상경하여 대학에 가게 됐을 때, 세상은 그야말로 별천지였다. 스무 살의 나는 해야 할 것도, 하고 싶은 것도 넘쳐나는 풋풋한 신입생 그 자체였다. 간호대학에 진학해 전공 공부를 게을리하지 않으려 노력했고 동아리, 학생회, 아르바이트 등 다양한 대외 활동도 병행했다. 이러한 경험들은 내가 대학병원의 간호사를 거쳐 국민건강보험공단에 입사하기까지 든든한 디딤돌이 되었다. 이 글에서는 국민건강보험공단에서 요구하는 직무 전문성과 직무 태도를 기르는 데 도움이 되었던 학부 시절의 활동을 꼽아 소개하고자 한다.

전문성		직무 능력과 태도
요양원 봉사 활동	대학병원 간호사	아르바이트 경험

　우선 2학년 때 '이데알레'라는 교내 동아리에 가입해 3년간 봉사 활동을 하였다. 봉사 활동 장소는 학교 인근에 있는 요양원이었고, 봉사 활동의 주된 내용은 요양원에 가서 어르신들에게 간식을 나눠 드리고 말벗이 되어 드리는 일이었다. 솔직히 말하자면, 처음에는 봉사보다는 다른 과 친구들과 새롭게 만나고 교류하며 친목을 다지는 것이 가입의 주된 목적이었다. 제사보다는 젯밥에 좀 더 관심이 있었다고 해도 좋겠다. 하지만 이 경험은 요양직으로 국민건강보험공단 면접을 준비할 때 크게 도움이 되었다. 어르신과의 정서적 교류, 말동무가 되어드리는 섬세한 소통은 실제 요양직에서 요구하는 공감 능력과 인내심 그리고 존중하는 태도를 키우는 데 큰 밑거름이 되었다. 단순히 돌봄에 그치지 않고 상대방의 말에 귀 기울이며 정서적 안정을 도와드리는 자세가 자연스레 몸에 배었다.

　대학병원 간호사로 첫발을 내딛기까지 나에게 가장 큰 동기가 된 것은 학생회 활동이었다. 우리 학과의 학생회 이름은 'Nurse'와 'Ambitious'를 합친 'Nbitious'였다. 말 그대로 열정 넘치는 친구들이 모여 1년을 꾸려 나갔다. 열정을 상징하는 빨간색으로 티셔츠를 맞춰 입고서 신입생 후배들을 맞이하는 새내기 배움터를 준비하였으며 간호대생의 축제인 '간호인의 밤'을 기획하는 등의 활동을 진행하였다. 이렇게 다양한 행사를 기획하고 준비하는 것도 의미 있었지만 교수님들 및 선배들과 소통할 수 있는 기회가 많아졌던 것이 이 시간을 더욱 더 뜻깊게 해주었다. 이미 임상에 진출한 선배들과 연락을 주고받으며 자연스레 현장의 이야기를 들을 기회가 많아서 병원에 가는 것이 두려웠지만 동시에 기대와 설렘도 커져 갔다. 학생 간호사로 병원 실습을 나가면 평소 소탈하게 이야기해 주시던 선배님들이 임상에서 전문적인 간호사로서 활동하는 걸 볼 수 있었는데, 내 눈에는 그들이 그저 크고 멋지게만 보였다. 간호사의 꽃은 임상이라는 말이 왜 생겨났는지를 실감할 수 있었다. 학생회 활동은 내가 전문성을 갖춘 간호사가 되기 위해 노력하도록 이끌었다. 결과적으로 지금 현재는 간호사로 근무하지 않고 있지만 간호사로서 얻은 전문적 지식이 이곳에서 근무하는 데 여전히 큰 도움이 되고 있다는 점은 확실하다.

어떠한 조직이든 마찬가지이겠지만, 특히 국민건강보험공단에서 요구하는 직무적 능력은 고객과의 원활한 소통 능력이라고 생각한다. 왜냐하면 일을 하는 동안 다양한 요구(Needs)를 가진 다양한 배경의 고객과 끊임없이 만나야 하기 때문이다. 국민건강보험공단은 고객이 필요로 하는 것을 정확히 파악하고, 고객의 요구와 상황에 맞게 주어진 문제를 해결해 나가는, 빠른 눈치와 상황에 따른 최적의 문제해결능력을 발휘하는 직무적 센스를 요구하는 조직이다. 나의 경우, 이러한 직무적 센스와 소통 능력을 수능 직후부터 병원에 입사하기 직전까지 단 한 순간도 놓지 않았던 아르바이트 경험으로 기를 수 있었다. 레스토랑, 과외, 학원, 주얼리 숍, 대형마트, 카페 등등… 용돈을 벌기 위한 목적도 있었지만 학부생으로서 최대한 다양한 일을 해보고 싶었고, 그 과정에서 다양한 사람을 만나는 것도 너무 즐거웠다. 그러나 항상 좋은 사람만 만날 수는 없었다. 어리다고 무시당하는 일도 부지기수였고 어린 마음에 상처가 되는 모진 말을 듣기도 했다. 하지만 그 모든 경험은 피가 되고 살이 되었다. 나는 그러한 경험을 통해 다양한 고객과 의사소통하는 방법을 배우고 어떠한 상황에서도 의연하게 대처할 수 있는 자신감을 얻을 수 있었다. 그리고 무엇보다 나 자신이 다양한 사람과 만나며 일을 하는 데에 유능하다는 확신도 얻을 수 있었다.

그렇게 나는 동아리, 아르바이트, 학생회 등 다양한 활동으로 대학 생활을 '즐겁고 신나게' 보냈다. 졸업이 가까워질수록 병원에 취직하는 건 너무도 당연하다고 생각하게 되었다. 선배들처럼 나도 임상에서 멋지게 활동하는 간호사가 되리라는 꿈을 꾸며 하루하루를 보냈다. 그리고 그 길 위에서 내가 어떤 역량을 쌓아왔는지를 돌아봤을 때, 지금 국민건강보험공단에서의 업무 또한 그 연장선 위에 있음을 깨닫는다.

드디어, 첫 사회생활

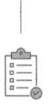

간호대생은 4학년 여름방학부터 취업 준비를 한다. 원하는 병원에 입사 지원을 하고 시험과 면접을 본다. 그리고 추운 겨울이되면 간호사 면허를 취득하기 위한 국가고시 공부에 매진한다. 국가고시까지 모두 끝나면 드디어 해방의 순간을 맞이한다. 4년 동안 강의, 실습, 케이스 스터디, 졸업논문 작성, 국가고시 준비 등으로 가득 채워진 일정이 다 끝나자 해방감으로 기뻤지만, 알 수없는 공허함도 함께 느꼈던 기억이 선명하다. 그러면서 동시에 입사 통지를 간절히 기다렸던 일도 생생하다. 이런 다양한 감정의소용돌이 속에서 그해 겨울을 보냈다.

새해 2월의 어느 날 집에서 빈둥빈둥 누워서 쉬고 있는데 한 통의 전화가 왔다. 받아보니 그토록 기다리던 병원 입사 발령 전화였다. 원하는 부서가 있냐는 질문에 그저 빨리 일을 시작하고 싶어 아무 곳이나 빨리 일할 수 있는 곳으로 가고 싶다고 대답했다. 전화를 끊고 나니 번뜩 어쩌면 병원에서 힘든 부서로 유명한 곳으로 배치될 수 있다는 생각이 들었다. 무언가 잘못돼도 크게 잘못되고 있는 느낌이었다. 아무래도 나는 이미 망한 것 같으니 친구는 살려야겠다는 생각에 빠르게 친구에게 전화해서 이제 곧 병원에서 희망 부서를 물어보는 전화가 갈 테니 잘 생각해서 말하라는 말을 전했다. 하지만 유유상종, '끼리끼리는 과학'이라는 말이 진리라는 것을 증명이라도 하듯 나의 친구도 "아무 데나 상관없어요."라고 대답했다고 했다. 그땐 우리에게 다가올 앞날을 모른 채 함께 박장대소를 했다. 그렇게 나와 친구는 3월이 되자마자 빛의 속도로 입사하게 되었다. 아니나 다를까 병원 안에서 힘들기로 손에 꼽히는 응급집중치료실과 흉부외과 집중치료실로.

프리셉터 선생님을 만나 뵙고 업무를 하나하나 배우며 신규 간호사로서의 생활을 시작했다. 병원에서의 하루는 다양한 물품을 카운트하는 것으로 시작되었다. 먼저 응급 상황 시 사용하는 E-cart(Emergency-cart)에 응급 약물, 기관삽관 튜브 등이 제대로 비치되어 있는지, 비치된 약품이나 의료 소모품의 수량이 적절하게 있는지 확인했다. 그리고 Suture set, Foley catheterization set, Dressing set 등 다양한 세트를 카운트했다. 이렇게 임상에서 쓰이는 다양한 물품을 카운트하며 자연스럽게 위치와 쓰임새를 숙지하여 응급 상황 발생 시 재빠르게 대처할 수 있는 능력을 키워갔다.

그리고 의료기록을 통하여 내가 담당하게 될 환자를 파악한 후, 전 듀티 간호사에게 환자의 대략적인 히스토리와 유의 사항 등을 인계받고 업무를 시작했다. 내가 근무하였던 집중치료실은 보통 간호사 1명당 환자를 최대 3명까지 담당하였다. 그리고 각 환자 앞에 컴퓨터와 카트가 1개씩 비치되어 있었다. 환자의 히스토리를 카덱스(환자에 대한 중요한 정보를 한눈에 보기 쉽게 정리한 자료)와 인계로 전달받았지만 그것과 별개로 환자의 머리부터 발끝까지 다시 한번 스캐닝하여 환자를 파악하는 과정이 업무의 시작이다. 환자의 활력징후(V/S)와 의식상태(GCS), 동공상태, 운동기능상태(Motor) 등을 파악하고 변화 여부를 확인한다. 또한 정맥주사와 삽입된 관들이 인계받은 위치에 잘 고정되어 있는지를 확인한다. 배액관을 가지고 있다면 배액관의 위치와 고정상태 그리고 배액되는 상태의 변화 여부를 확인하여야 하며 인공호흡기나 CRRT(지속적 신대체요법)가 있다면 모드와 설정값을 확인해야 한다.

이렇게 환자 파악이 끝나고 나면 투약이나 검사를 하고 검사 결과를 확인하는 등 각 듀티에 맞는 업무를 진행한다. 데이 때는 주로 교수님들의 회진이 있는데, 그때 환자의 치료 방향이 결정되기 때문에 담당 간호사는 반드시 경청하고 그 내용을 숙지해야 하며 각종 검사 및 수술 전 처치를 준비해야 한다. 이브닝 때는 보통 입퇴원과 전실 관련 업무가 많았으며 나이트 때는 정기 처방을 확인하고 혈액검사 및 흉부 촬영을 통하여 환자 상태를 점검하곤 했다.

집중치료실은 일반 병실보다 중증도가 높은 환자가 입원해 있기 때문에 간호사 한 명이 담당하는 환자의 수가 적어서 깊이 있는 간호 서비스를 제공할 수 있다. 기본적으로 24시간 모니터링을 하고 있으며 시간마다 흡인간호와 소변량 체크, 체위 변경 등의 기본 간호를 수행한다. 특히 체위 변경 업무(Position change)와 Back care 업무는 혼자 할 수 없기 때문에 다른 간호사들과 협업하여 진행한다. 체위 변경을 하며 피부의 순환 상태 등을 확인할 수 있고 내가 미처 발견하지 못했던 환자의 상태를 크로스로 체크할 수 있어서 아주 중요한 업무이다. 하지만 의식이 없는 환자는 정말 무겁기 때문에 간호사들이 허리를 다치는 경우가 많으므로 반드시 알맞은 자세로 진행해야 한다.

간호사로서 근무하며 느꼈던 점은 대학 시절에 공부한 그 모든 것이 실무로 이어진다는 것이었다. 단순히 시험을 보기 위한 지식이 아니라 환자를 간호하기 위해 필수적인 지식이었으며 이를 바탕으로 기술을 쌓아나갔다. 또한 간호사는 Cure(치료)의 관점만이 아닌 Care(돌봄)의 관점에서도 환자를 바라보아야 하기 때문에 환자의 니즈를 파악하고 환자와의 라포를 형성하는 방법도 배워 나갔다.

응급실? 중환자실? 응급중환자실!

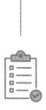

내가 입사한 부서는 ERICU 혹은 EICU라고 불리던 응급집 중치료실이다. 응급집중치료실은 흔히들 알고 있는 응급실도 아니고 중환자실도 아니다. 응급이면서 중한 환자들이 입원하는 곳으로서 심폐소생술 이후(Post CPR)와 약물중독(Drug intoxication) 환자의 치료가 주된 업무인 부서이다.

자주 가던 떡볶이집 사장님께서 내가 병원에 입사했다는 소식을 듣고는 "그럼 이제 병원에 가면 너를 볼 수 있는 거냐?"라며 반가워하셨던 적이 있다. 그래서 나는 이렇게 답했다. "만약 저를 보시려면 심장이 멈추시거나 생명에 위협이 될 만한 약물을 드셔야할 텐데… 그런 상황이 오면 아마 저를 기억하실 여유도 없으실 것 같아요." 그리고 덧붙였다. "저는 사장님을 기억하겠지만, 사장님은 저를 기억하지 못하실 거예요." 웃으며 농담처럼 이야기 했지만 내가 일했던 응급집중치료실은 그만큼 위중한 환자들이 입원하는 곳이었다. 학생 간호사 시절 다양한 부서에서 실습하며 집중치료실의 분위기를 전혀 모르지는 않았지만, 막상 첫 사회생활을 그곳에서 하게 되니 그 공간은 생각보다 훨씬 컸고, 공기도 무겁게 느껴졌다.

응급집중치료실인 만큼 항상 이벤트가 많았다. 긴급하게 기관 삽관을 시도하는 건 부지기수였으며 점심을 먹다가 코드블루 방송 소리에 한 숟갈도 먹지 못한 밥을 그대로 놔둔 채 긴급히 병동으로 뛰어갔던 적도 있다. 인간의 폐와 심장을 대신하는 체외순환기인 ECMO를 삽입했던 순간도 잊을 수가 없다. 그런 숨 가쁜 나날들 속에서 나는 '환타'로 불렸다. 병원에서 '환타'라는 단어는 금기어이다. 환타는 '환자를 탄다'의 줄임말로, 유난히 일이 몰리고 환자가 많이 생기는 간호사를 일컫는 말이다. 병원에서는 그 어떤 탄산음료보다도 '환타'라는 단어가 더 무서웠다. 실제로 근무하는 동안 나는 단 한 번도 병원에서 환타 음료수를 마셔본 적이 없다. 다른 선생님들도 마찬가지였다. 괜히 마셨다가 정말 '환타'가 될까 봐 모두가 꺼려했다. 그만큼 이 단어는 간호사들 사이에서 은근히 공포의 대상이었다.

프리셉터 선생님으로부터 독립하던 첫날, 나는 인계를 받고 라운딩을 돌고 있었다. 그런데 이상하게도 환자의 혈압 소리가 들리지 않았다. '내가 아직 미숙해서 그런 걸까?' 싶어 더 집중해서 귀를 기울이고 있었는데, 저 멀리서 "위!"라고 외치는 선생님의 목소리가 들려왔다. 고개를 들어 환자 바로 위에 있는 모니터를 바라보니 심박동 수치가 급격히 떨어지고 있었다. 코드블루였다.

나는 너무 당황한 나머지 아무것도 하지 못한 채 그 자리에 얼어붙고 말았다. 정신을 차렸을 때는 이미 CPR팀이 도착해 심폐소생술을 시행하고 있었고, 같은 듀티 선생님들은 일사불란하게 움직이며 상황을 정리하고 있었다. 나는 고장 난 기계처럼 손을 벌벌 떨며 컴퓨터 앞에 서 있었고 머릿속이 하얘져 아무런 간호기록도 입력하지 못했다. 그렇게 첫 환자를 떠나보내고, 독립 첫날을 마무리했다.

업무가 끝난 뒤, 나는 정말 많이 울었다. 복잡한 감정이 북받치며 자괴감이 몰려왔다. 결국 수간호사 선생님께 상담을 요청했다. 그때 수간호사 선생님은 마치 내가 올 것을 알고 계셨다는 듯 따뜻하게 맞이해 주셨다. "아무래도 저는 이 길이 아닌 것 같아요."라고 말을 꺼내자 선생님은 미소를 지으며 말씀하셨다. "일단 3개월만 버텨 봐요. 그때도 아니겠다 싶으면, 그때 다시 이야기해요." 그렇게 나는 돌아섰고, 3개월이 지나고, 다시 6개월, 9개월을 넘겨 결국 1년이 지났다. 혼자 입사했던 나에게도 동기들이 생겼고 완벽하진 않았지만 점차 업무에 익숙해졌다. 그날의 코드블루는 아직도 잊히지 않지만 그 경험 덕분에 조금씩 간호사로서 성장할 수 있었다.

업무를 하며 다양한 환자를 만나게 되었다. 임상에서 보낸 시간은 길지는 않았지만 부서 특성상 강렬하게 기억에 남는 환자가 많았다. 그중 하나는 산후우울증으로 아이를 안고 물에 뛰어든 산모였다. 안타깝게도 산모는 세상을 떠났지만 아기는 극적으로 살아남았다. 생사의 고비를 수없이 넘나들던 그 아기는 나의 신규 간호사 시절을 통째로 함께한 존재였다. 반복되는 위중한 상황 속에서도 조금씩 자라나는 아기의 모습을 보며 생명의 소중함과 신비함을 깊이 체감했다.

안타까운 사연은 그 외에도 많았다. 약물중독이 주된 질환이다 보니 자살 시도로 입원하는 환자를 자주 마주했다. 그들 대부분은 마음이 아픈 사람들이었다. 장애를 가진 아버지가 더는 가족에게 짐이 되고 싶지 않다며 할복을 시도한 경우도 있었고, 다양한 이유로 약물을 복용하거나 목을 매 자해 시도를 한 경우도 있었다. 나는 종종 마스크 안에서 눈물을 삼키며 그들과 그 가족들을 지켜보아야 했다. 회복하지 못한 채 세상을 떠나는 환자도 많았지만, 그런 슬픈 상황 속에서도 가족들이 "감사합니다."라며 따뜻한 인사를 건네주던 날도 있었다. 생사의 경계를 오가는 현장에서 매일을 보내던 나에게 그날의 감사 인사는 오래도록 기억에 남을 만큼 특별했다.

한 번은 회복 가능성이 희박하다고 여겨졌던 환자가 점차 일상을 되찾아가는 모습을 본 적이 있다. 그 장면은 나에게 적잖은 충격이었다. 그리고 그때부터 나는 궁금해지기 시작했다. '급성기 상태를 넘긴 환자의 삶은 이후에 과연 어떤 모습으로 이어질까?' 그들의 회복과 삶을 조금 더 오래 그리고 깊이 들여다보고 싶다는 마음이 천천히 내 안에 자리 잡아 갔다.

우당탕탕 1년 차 신규 간호사 시절을 지나 2년 차로 접어들 무렵 그놈이 나타났다. 바로 대한민국을 공포에 떨게 했던 메르스(MERS, 중동호흡기증후군)였다. 지금 돌이켜보면 코로나19보다 유행 기간이 짧았고 감염자 수도 적었지만 당시에는 의료기관 내 2차 감염이 확산되며 사회적으로 큰 이슈가 되었다. 무엇보다 감염 경로가 불분명하고 치사율이 높아 의료진조차 두려움을 감추기 어려워했다.

병원에서는 호흡기 증상이 있는 환자를 선별해 음압 병동으로 격리 조치를 하며 치료에 들어갔는데 나는 그 과정에서 한 어르신의 담당 간호사가 되었다. 어르신은 심한 호흡곤란을 호소하셨고 결국 메르스 확진 판정을 받았다. 우리 병원에서의 첫 확진자였기 때문에 지침에 따라 접촉 인력을 최소화해야 했다. 자연스럽게 첫 담당이었던 내가 집중적으로 간호를 맡게 되었다.

하지만 어르신의 상태는 빠르게 악화되었다. 고농도의 산소를 투여했음에도 산소포화도는 점점 떨어졌고 숨을 쉬는 것조차 고통스러워하셨다. 결국 기관삽관과 인공호흡기 적용이 필요해지자 어르신은 극도로 불안감을 드러내셨다. 숨을 쉬는 것도 두려운데 방역복과 마스크로 가려진 의료진의 모습은 어르신께 또 다른 공포였던 것이다.

나는 그동안 어르신과 계속 이야기를 나누며 정서적으로 가까워졌던 간호사로서 기관삽관을 하기 직전에 어르신의 손을 꼭 잡고서 괜찮다고 안심시켜 드렸던 기억이 아직도 또렷하다. 이후 병원 내에 메르스 전담 부서가 신설되면서 어르신의 전실까지 함께 도왔지만 얼마 지나지 않아 어르신이 결국 임종하셨다는 소식을 들었다. 마음이 많이 아팠다. 비록 끝까지 함께하진 못했지만 마지막 순간에 어르신의 손을 잡아드릴 수 있었던 게 다행이라는 생각이 들었다.

응급집중치료실에서 위중한 환자를 수없이 만나고 메르스로 인해 오랫동안 돌보던 환자를 떠나보내며 나는 점점 심적으로 지쳐가고 있었다. 그 무렵 나에게 예상치 못한 한 가지 기회가 찾아왔다.

원주에 건보, 심평원이 생긴다고?

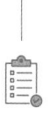

바로 내 고향 원주에 국민건강보험공단과 건강보험심사평가원 본부가 생긴다는 것이었다. 그 당시 정부에서는 각 지역에 혁신도시라는 계획도시를 만들어 수도권에 집중되어 있는 공공기관의 본부(본사)를 지방으로 이전시키는 정책을 진행하고 있었다. 그 계획의 일부로 원주에 혁신도시가 생긴 것이다. 실제로 지금 원주 혁신도시에는 국민건강보험공단, 건강보험심사평가원뿐만 아니라 한국관광공사, 한국광해광업공단, 한국보훈복지의료공단 등 많은 공공기관이 있다.

그 당시 나는 신규 간호사였기 때문에 임상 현장에서의 간호 업무에 대한 부담감과 두려움을 매일 안고 있었다. 지금 돌이켜보면 가벼운 우울증을 앓고 있었던 건 아닐까 싶다. 이렇게 생각하는 이유는, 나는 대학 시절엔 다양한 활동을 즐겼을 만큼 외향적이고, 긍정을 넘어 낙천적인 성격으로 사람들과 웃고 떠드는 것을 좋아하던 사람이었다. 하고 싶은 것도 많았고 지치지 않았으며, 그만큼 잠도 많지 않았다.

하지만 간호사 생활을 시작하고 나서 점점 웃음을 잃어 갔고, 체중도 눈에 띄게 줄었다. 어떤 날은 출근 직전, 아침에 먹은 것을 모두 토해 낼 정도로 부담감이 심했다. 쉬는 날이면 친구들과 어울리기보다는 원주 고향집에 내려가 집밥을 먹고 잠을 자는 것이 가장 큰 위안이 되었다. 3교대 근무로 인한 육체적 피로도 있었겠지만 정신적인 소진이 더 컸던 것으로 생각된다. 무의식적으로 '잠'을 통해 스스로를 보호하고 있었던 것 같다. 마치 우울증 초기 증상처럼 말이다.

그런 나를 보며 엄마는 "네가 이렇게 오래 자는 건 처음 본다."라며 걱정하셨다. 나는 쉬는 날이 끝나고 수원으로 돌아가는 버스 안에서 종종 눈물을 흘리곤 했다. '일이 힘들어도 괜찮으니, 나를 아무 조건 없이 응원해 주는 가족이 곁에 있는 집에서 출퇴근할 수 있다면 얼마나 좋을까'라는 생각이 점점 마음속에 자리 잡아 갔다. 그러던 중 원주에 새로운 공공기관이 생긴다는 소식을 접하게 된 것이다.

나는 곧바로 국민건강보험공단과 건강보험심사평가원에 지원하려면 어떤 자격이 필요한지 알아보았다. 당시 들려오던 소문에 따르면, 건강보험심사평가원은 병원 근무 경력이 최소 3년 이상이어야 합격 가능성이 높았지만 국민건강보험공단은 별도의 경력 요건 없이 인성검사와 블라인드 면접만으로 선발된다고 했다. 나는 당시 이제 막 2년 차에 접어든 상태였으므로 국민건강보험공단에 대해 집중적으로 알아보기로 했다.

공단에는 간호사 면허증을 활용해 지원할 수 있는 직렬로 '건강직'과 '요양직'이 있었고 면허를 활용하지 않는 경우에는 '행정직'으로 지원할 수 있었다. 비싼 등록금을 들여 어렵게 취득한 면허증을 그대로 묻어두기엔 아깝다는 생각이 들었다. 면허증이 있는 것이 아무래도 경쟁력이 되지 않을까 싶어 건강직과 요양직을 중심으로 준비해 보기로 마음먹었다.

건강직은 국민건강보험공단에서 수행하는 건강검진 관련 사업을 주로 담당하는 직군이다. 반면, 요양직은 노인장기요양보험을 기반으로 하며 어르신 댁에 직접 방문해 수행하는 '인정조사'가 공통 업무로 포함된다. 건강직이 사무실에서 주로 행정 업무를 맡는다면, 요양직은 현장을 다니며 출장 업무를 수행하는 점에서 두 직군은 업무 성격이 꽤 다르다.

당시의 나는 스스로를 '뼛속까지 이과'라고 여길 만큼 행정 업무에 막연한 두려움을 갖고 있었다. 물론 지금은 행정 업무가 이과 문과 성향과는 큰 관련이 없다는 걸 알지만, 그때만 해도 '이과 출신은 사무적인 일을 잘 못한다'는 편견이 있었다. 무엇보다 외향적인 나는 사람을 직접 만나고 현장을 누비는 출장 업무에 더 큰 매력을 느껴서 자연스럽게 요양직에 지원하기로 마음을 굳혔다.

극 P의 이직 준비

이직을 결심하고 가장 먼저 한 일은 국민건강보험공단 홈페이지에 접속해 채용 공고를 살펴보는 것이었다. 마침 상반기 신입 직원 모집 공고가 진행 중이었기에 마음의 준비도 채 끝나기 전에 입사 지원을 시작하게 되었다.

그러나 정보가 너무 없었다. 불안한 마음에 인터넷 검색을 해봤는데 검색 몇 번 만에 '국준모'라는 네이버 카페가 자주 눈에 띄었다. '국민건강보험공단 시험을 준비하는 사람들의 모임'이라는 뜻의 이 카페는 수험생뿐 아니라 공단에 재직 중인 분들도 가입해 활발하게 정보를 나누는 커뮤니티였다. 나중에 알게 된 사실이지만 나의 입사 동기들 역시 대부분 이 카페를 통해 다양한 정보를 얻었다고 했다.

국준모 카페에서 가장 먼저 떠오르는 기억은 NCS 시험 직후의 열띤 토론이다. 문제 난이도에 대한 반응이 엇갈렸다. '너무 쉬웠다'는 의견에는 마음이 불안했지만, '도저히 다 못 풀겠다'는 글에는 깊이 공감하며 서로의 합격을 응원했던 기억이 있다. 이 외에도 자기소개서 작성 팁, 면접 기출 질문, 면접장 분위기 등 실질적인 꿀팁을 얻을 수 있었다. 동기 중에는 카페에서 면접 스터디를 진행해 많은 도움이 되었다는 후기도 있었다.

카페보다 더 인상 깊었던 건, 인터넷 검색 중 우연히 본 한 현직자의 인터뷰 내용이었다. 잡코리아에서 진행한 인터뷰였는데 요양직 현직자분이 요양직은 어떤 업무를 하는 곳인지, 입사 시 도움이 되었던 활동이 무엇인지 등을 알기 쉽게 설명해 주셨다. 물론 채용 공고에도 직렬에 대한 소개가 있지만 현직자의 경험이 묻어난 말은 좀 더 알기 쉽게 다가와 요양직에 대한 이해도를 높일 수 있었다. 국민건강보험공단에 입사한 지 10년 차가 된 지금 생각해도 그 인터뷰 내용이 나에게 가장 큰 도움이 된 자료였다고 생각한다. 그래서 이 책의 집필 제안을 받았을 때, 나도 누군가에게 조금이나마 도움이 되고 싶다는 생각에 흔쾌히 수락할 수 있었다.

여러 정보를 통해 국민건강보험공단에 대해 느낀 점은 민원을 응대하는 것이 주된 업무이기 때문에 공감을 바탕으로 한 '소통의 기술'이 중요하다는 것이었다. 그리고 요양직은 장기요양 등급판정을 위해 어르신의 신체상태를 조사하는 인정조사를 진행해야 하기 때문에 의료적인 지식이 있는 것 또한 가점이 될 수 있지 않을까 생각했다. 자기소개서를 작성할 때 이런 점을 가장 기본으로 두었다. 환자의 니즈를 파악하며 간호를 했던 경험, 보호자의 눈높이에서 설명하기 위해 노력했던 경험, 의사와 빠르고 정확한 소통을 위해 노력했던 경험 등 병원에서의 경험을 '소통'이라는 키워드로 재구성해 자기소개서를 완성했다.

자기소개서를 제출한 뒤 바로 NCS 공부를 시작했다. 먼저 서점에 들러 NCS 국민건강보험공단 편을 한 권 샀다. 그리고 틈틈이 문제집을 풀어보았다. 처음에는 시간을 맞춰놓고 풀기보다는 문제 유형에 익숙해지기 위해 여유를 가지고 문제를 풀었다. 하지만 문제 난이도는 생각보다 높았고 처음 접하는 낯선 유형이 많았다. 책에 있는 문제들을 보다 보니 국민건강보험공단 업무와 직접적인 연관성이 있다거나 특화되어 있다는 느낌은 들지 않았다. 하나의 책만 깊이 파는 것보다는 여러 문제집을 통해 다양한 유형을 익히는 것이 더 효율적이라는 판단이 들었다.

하지만 당시 병원 근무와 이직 준비를 동시에 하고 있어 공부에 많은 시간을 할애할 수 없었기 때문에 좀 더 효율적인 방법이 필요했다. 그래서 내가 선택한 방법은 쉬는 날엔 도서관에 가는 것이었다. 도서관에는 NCS가 기관별, 출판사별로 다양하게 구비되어 있었다. NCS 특성상 기관별은 중요하지 않다고 생각했고 유형을 파악하는 것이 가장 중요하다고 생각되어 최대한 많은 유형을 접하기 위해 동시에 많은 책을 펼쳐놓고 분석했다. 문제에 집중하기보다는 유형별로 나만의 접근방식을 만드는 것에 초점을 맞췄다. 그리고 시험이 코앞에 다가왔을 때는 봉투 모의고사를 사서 유형별 접근방식을 대입하며 시간을 배분하는 연습을 했다. NCS를 준비하며 느낀 점은 NCS 시험은 제한된 시간 안에 긴 글을 읽고 문제의 요지를 빠르게 찾는 능력이 필요하므로 평소에 책이나 신문을 많이 읽어 두는 것이 도움이 될 것 같다는 것이었다.

사실 시험을 잘 봤다고 할 수는 없다. 공부한 기간도 짧았고 내 공부법이 완벽하지도 않았다. 그래서 합격 기대는 접었고 면접 준비도 따로 하지 않았다. 그런데 뜻밖에도 필기시험에 합격하여 정신없이 면접 준비에 돌입하게 되었다. 면접까지의 준비 기간이 길지 않았고 병원 근무도 병행하고 있었기에 면접 스터디도 해보지 못했다. 그 대신 취업 준비생 친구들에게 면접 팁을 얻어 준비했다.

국민건강보험공단은 블라인드 면접으로 자기소개서를 기반으로 한 질문을 한다는 정보를 얻었다. 그래서 면접 준비를 시작할 때 내가 쓴 자기소개서를 출력하여 여기서 나올 수 있을 만한 질문들을 생각해 보았다. 그리고 면접에서 많이 기출되는 기본적인 질문들도 리스트로 작성했다. 이렇게 먼저 나올 만한 질문 리스트를 작성한 후에 답변 또한 자기소개서를 기반으로 준비했다. 자기소개서를 읽어 보니 전부를 외우는 것은 무리라는 판단이 들었다. 그래서 1분 자기소개와 지원동기, 이렇게 2가지 항목을 제외하고는 모두 다 키워드로 정리했다. 친구에게 내가 작성한 질문 리스트에서 물어보게 했고, 키워드를 토대로 답변하는 연습을 진행하였다. 그리고 두 번째로 친구에게 아무 질문이나 해달라고 하였다. 정말 어이없는 질문을 하기도 했는데 어떤 질문을 하더라도 성심성의껏 답변하는 연습을 했다. 그 당시 이것에 재미를 느꼈던 친구는 밤중에도 전화를 걸어서 질문을 해주곤 하였는데 그렇게 재미있게 면접 준비를 했던 것이 많은 도움이 되었던 것 같다.

면접 당일 원주 터미널에 도착해 근처 메이크업 숍에서 화장과 머리를 정돈한 후 면접장으로 향했다. 외적인 준비가 필수는 아니지만 개인적으로는 자신감을 높이는 데 큰 도움이 되었다고 생각한다. 최근에는 토론 면접이 추가되었지만 당시에는 인성 면접만 진행하였고, 5명이 한 조가 되어서 면접장에 들어갔다. 간단히 자기소개를 한 후 질문에 답변하는 형식이었는데 키워드로 준비한 면접 준비가 빛을 발했던 것 같다. 다양하게 질문을 준비했다고 생각했지만 예상하지 못한 질문을 받았을 때, 다른 질문에 대한 답변으로 준비했던 키워드를 활용해 방향만 살짝 바꿔서 답변했다.

가장 기억에 남는 질문은 "어떤 문제 상황을 발견하고 그것을 해결하기 위해 무언가를 변화시킨 경험이 있는가?"라는 것이다. 이 질문은 예상하지 못한 질문이었지만 '근무를 하며 안타까운 감정이 들었던 경험'이라는 질문으로 준비했던 답변이 떠올랐다. '중환자실의 면회 시간이 짧아 보호자들이 아쉬워했다'는 답변이 있었는데 이것을 조금 변형하여 '면회시간이 짧다'는 문제 상황을 떠올리며 답했다. 바로 '특수한 상황에는 담당 간호사의 융통성을 발휘하여 면회 시간을 좀 더 가질 수 있도록 해결했다'는 답변으로 마무리했다.

긴장 속에서 면접을 끝마치고 돌아오는 길은 마치 긴 여름이 끝나고 시원한 가을바람을 맞이한 것처럼 후련했다. 만약 합격하지 못하더라도 나는 최선을 다해서 준비했고 설령 떨어지더라도 후회 없는 면접이었다고 생각했다.

그리고 드디어 발표일, 마침 쉬는 날이라 집에서 설렘과 긴장을 가득 안고 확인했다. 보통 서류전형과 시험전형에 모두 통과하면 3:1의 경쟁률로 면접전형이 진행된다. 33%의 확률은 결코 낮지 않은 확률이지만 무조건 합격이라는 보장도 없었다. 더군다나 전날 불합격하는 꿈을 꿔서 불안한 마음으로 결과를 확인했다. 다행히 결과는 합격이었다! 당시 병원에 근무하고 있었기 때문에 사직날짜를 의논하기 위해 바로 병원으로 향했다. 그날 병원으로 가는 발걸음이 내 생에서 가장 가볍지 않았을까 싶다. 병원 근무 중에는 무섭고 미웠던 적도 있었지만 그보다는 감사하고 존경스러웠던 점이 더 많았던 선배 선생님들의 축하 속에서 따뜻하게 간호사 생활을 마무리할 수 있었다.

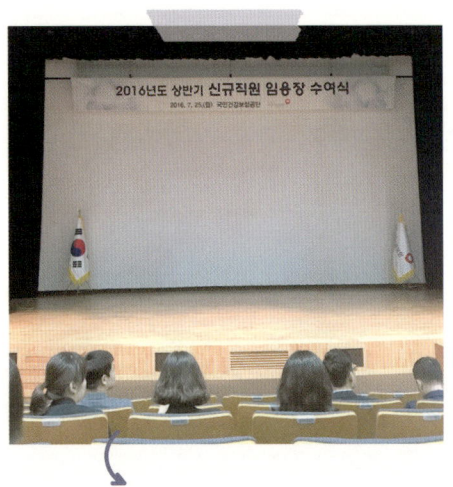

2016년도 상반기 신규 직원 임용식

동기 사랑 나라 사랑

입사를 일주일 앞두고 마지막 나이트 근무를 마쳤다. 이후엔 남은 연차를 모아 일주일간 휴가를 다녀옴으로써 7월 24일 퇴사, 7월 25일 입사라는 완벽한 기록을 남기게 되었다. 나중에 들은 이야기지만 그 휴가가 가능했던 건 한 선배님이 자신의 근무 일정을 조정해 주신 덕분이었다. 정작 본인은 전혀 생색내지 않고 "축하해."라는 인사만 건네셨다. 그 선배님께 이 지면을 빌려 진심으로 감사하다는 말씀을 드리고 싶다.

수능을 치른 이후론 대학생활과 병원 입사까지 단 한 번도 쉬어본 적 없는 나에게 일주일간의 휴가는 그야말로 소중한 선물이었다. 이 시간을 그냥 흘려보낼 수 없다는 생각에 짧은 유럽 여행을 결심했다. 자유 여행은 시간상 어렵다고 판단해 패키지여행을 신청했다. 출발 당일 공항에서 나와 비슷한 또래의 여성분을 만나게 되었다. 2인 1실로 묶인 일정 덕분에 자연스럽게 그분과 한 방을 쓰게 되었는데 놀랍게도 그분 또한 병원을 퇴사한 후 국민건강보험공단의 입사를 앞두고 여행 중이었다. 알고 보니 우리는 같은 기수의 입사 동기였던 것이다. 그렇게 우리는 유럽에서 입사 전 운명적인 만남을 갖게 되었다.

여행은 짧게 끝났고 입사일이 되었다. 입사하자마자 바로 사무실로 출근하는 것이 아니었고, 본부의 강당에서 임명장을 수여받은 뒤 인재개발원(연수원)으로 이동했다. 신입 직원은 공기 좋고 물 맑은 제천에 위치한 인재개발원에서 4주 동안 교육을 받는다. 교육은 여섯 개 반으로 나누어 진행되었는데 유럽 여행을 함께한 그 동기 언니는 기적처럼 나와 같은 반이 되었다. 너무도 반가운 인연으로 기분 좋게 교육을 받을 수 있었다.

인재개발원에서는 직무교육을 통해 업무 지식을 배울 뿐만 아니라 농촌의 일손을 돕는 활동으로 공공기관의 직원으로서 갖춰야 할 봉사 정신까지 습득하게 된다. 그리고 공단의 핵심 가치를 마음속에 새기기 위한 UCC 제작 활동 등을 했는데 이런 활동을 통해 동기 간의 유대감이 자연스럽게 강해졌다.

4주가 끝나갈 무렵엔 드디어 지사로 배치를 받았다. 당시에는 전국단위로 발령이 났기 때문에 우리가 어디로 어떻게 흩어질지 아무도 예상할 수 없었다. 입사 지원 시 공고 기준에 따라 발령 지역이 달라지는데, 최근에는 지역별로 입사 지원을 받고 있다고 한다. 본부도 원주에 있고 본가도 원주에 있었기 때문에 막연히 원주로 발령이 나지 않을까 하는 기대를 하고 있었다. 하지만 나는 동해 지사로 발령이 났다.

'동해라고?' 솔직히 처음엔 '동해시'라는 지역의 존재조차 명확히 몰랐다. 서해, 남해, 동해는 바다 이름으로만 알고 있었지, 동해시가 어떤 도시인지 감도 잡히지 않았다. 나처럼 예상치 못한 도시로 발령을 받은 동기들도 있어서 서로의 당황스러운 감정을 위로 아닌 위로로 달래며 조금씩 마음을 다잡았다.

이렇게 지사 배치까지 모두 다 끝나자 헤어질 준비를 해야 했다. 함께 먹고 자고 배우며 웃고 울었던 시간이었기에 마지막 날에는 많은 동기들이 아쉬움에 눈물을 보였다. 입사한 지 벌써 9년이 지났지만, 우리 반의 단체 카톡방은 여전히 살아 있고 반장 오빠는 여전히 '대리님'이 아닌 '반장 오빠'로 불린다. 서로의 경조사에는 누구보다 먼저 축하를 전하고, 위로의 말도 잊지 않는 사이가 되어 나에게는 언제든 기대어 쉴 수 있는 든든한 나무 같은 존재들이다. 이래서 다들 '동기 사랑 나라 사랑'이라고 하나 보다.

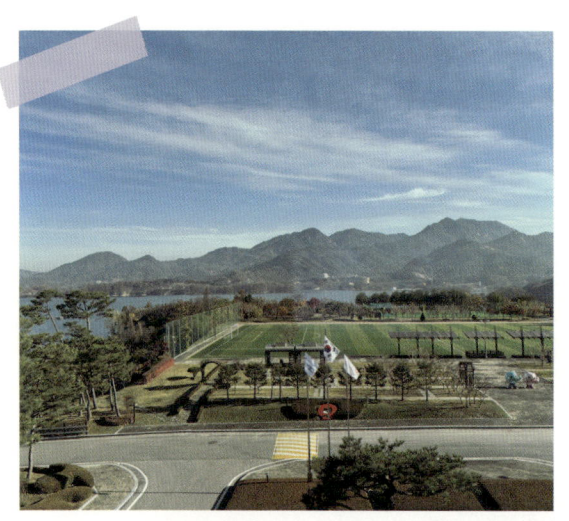

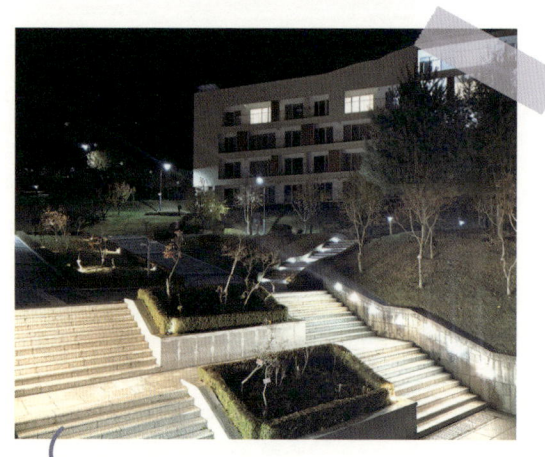

신입 교육뿐만 아니라 입사 후에도 다양한 교육을 받게 되는
제천 인재개발원 풍경

NOT 건강보험 BUT 노인장기요양보험

국민건강보험공단에 취업하기 위해 준비하면서 가장 혼란스러웠던 부분은 건강보험과 노인장기요양보험의 차이였다. 두 제도 모두 국민건강보험공단에서 위탁운영을 하고 있지만 적용 대상과 업무 내용이 전혀 다르기 때문에 정확한 이해가 필요하다. 본격적으로 공단에서의 생활을 이야기하기에 앞서 이 두 제도에 대해 먼저 짚고 넘어가고자 한다.

* 건강보험제도: 우리가 흔히 아는 '그' 건강보험

우선 건강보험은 모든 국민이 의무 가입을 하는 보험제도로서 병원 진료나 치료 시 본인 부담을 덜어주는 역할을 한다. 이 제도를 효율적으로 운영하기 위해 공단은 다양한 업무를 수행하고 있다.

1. 자격부과 : 직장가입자, 지역가입자 등 가입자의 자격을 관리하고 조정하는 업무이며 각 가입자별 부과 요소에 따라 보험료를 산정하는 업무이다.
2. 징수업무: 건강보험료뿐만 아니라 4대 보험료 납입 및 정상적으로 납부되지 않았을 때 체납금을 관리하는 업무이다.
3. 보험급여: 본인부담상한제, 재난적의료비 등 의료비 지원 사업 운영 및 만성질환, 금연 치료 등을 관리하는 건강증진사업을 운영하는 업무이다.
4. 건강검진: 국민의 건강을 유지하고 질병을 조기 발견하기 위한 건강검진을 관리하는 업무이다.

이 업무들은 주로 행정직 및 건강직 직원들이 맡아 수행하며 국민의 건강한 삶을 위한 기반을 마련하고 있다.

* 노인장기요양보험제도: 고령사회의 필수 제도

반면, 노인장기요양보험의 목적은 전혀 다르다. 65세 이상 노인 또는 노인성 질환으로 인해 일상생활이 어려운 분들을 위한 돌봄 서비스 제공이 주된 목적이다. 나는 현재 요양직 직원으로 근무하고 있기 때문에 요양직의 업무에 대해서 좀 더 깊이 있게 다뤄보고자 한다.

1. 인정조사와 등급 판정

어르신이 장기요양 인정신청을 하면, 요양직 직원이 어르신의 생활 현장을 직접 방문해 '인정조사'를 실시한다. 이 과정에서는 어르신의 신체, 인지, 재활, 간호 영역 등 전반적인 기능 상태를 점검하며 실제로 어떤 돌봄이 필요한지를 파악한다. 조사 결과는 의사·간호사·사회복지사 등 전문가로 구성된 등급판정위원회에 상정되어 최종적으로 어르신 상태에 맞는 장기요양등급이 결정된다.

2. 서비스 연계 및 관리

장기요양등급을 부여받은 어르신은 자신의 신체 상태와 필요도를 고려하여 장기요양 서비스를 받을 수 있다. 이때 요양직은 어르신이 적절한 서비스를 선택하고 이용할 수 있도록 상담하고, 지속적인 모니터링을 통해 서비스 이용 계획을 관리한다. 요양직의 역할은 단순히 '조사'에 그치지 않고, 어르신의 돌봄 계획을 전반적으로 설계하며 지원하는 것에 가깝다.

3. 장기요양기관 관리

장기요양기관(방문요양, 주·야간보호센터, 노인요양시설 등)과의 계약 이후, 서비스가 적절히 제공되었는지를 확인하고 수가를 심사하는 것도 요양직의 역할이다. 서비스에 부정·부당이 있는 경우, 현지 조사 및 환수 절차에까지 요양직이 관여한다.

요양직의 업무는 그야말로 현장 중심이다. 직접 어르신을 만나고, 가족을 설득하고, 장기요양기관을 지도·점검하는 등 사람과의 관계가 업무의 중심에 있다. 업무 범위가 넓고 다양하기 때문에 반복되는 업무에서 오는 권태감은 거의 없다는 점이 요양직의 큰 장점이다.

행정직과 건강직은 같은 제도(건강보험) 내에 있기 때문에 부서 간 이동이 비교적 자유롭다. 하지만 요양직은 노인장기요양보험이라는 완전히 다른 제도에 속해 있어 타 부서로의 이동이 어렵다. 하지만 걱정할 필요는 없다. 재직 기간 5년 이상이면 전직 제도를 통해 직렬 변경이 가능하다. 그리고 공단에는 홍보, 연구, 교육 등 다양한 분야의 업무가 있어 향후 본인의 성향에 맞는 경로를 선택할 수 있다.

2장

국민건강보험공단 간호사로 근무하며

서해? 남해? 동해!

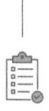

인재개발원에서 4주간 신입 직원 입문 교육을 받은 뒤 바로 지사 배치를 받아 본격적인 공단 생활을 시작했다. 발령 후 첫 출근까지의 기간은 길지 않은 편이었다. 대략 첫 출근 5일 전쯤 지사 배치를 받게 되어 출근 전 주말에 부모님과 함께 급히 동해시로 출발하였다. '원주 집에서 회사를 다니는 것을 내심 기대하고 있었는데 뜻밖에도 동해라니…' 내가 대관령을 넘게 될 줄은 몰랐다. 강원도는 대관령을 기준으로 서쪽은 영서지방, 동쪽은 영동지방이라 부르는데, 동해는 바로 그 영동지방에서 강릉과 삼척 사이에 자리한 예쁜 바닷가 소도시였다. 휴가 때면 가족들이나 친구들과 놀러가곤 했던 그 바닷가 지역에 내가 살게 된 것이다.

처음 발령을 받았을 때는 무척이나 당황스러웠지만 당분간 살집을 구하기 위해 부모님과 함께 찾은 동해시는 예상보다 더 아름다웠다. 동해시로 발령 났다며 투정부렸던 것이 조금 부끄러워질 정도로 풍경이 아름다웠고 새롭게 첫 발걸음을 내디딜 그곳이 너무나 마음에 들었다. 새로 출근하게 될 사무실과 가까우면서 창문 틈으로 바다가 살짝 보이는 집을 계약하고 설레는 마음으로 첫 출근을 기다렸다.

다행히 이 낯선 지역에 혼자 보내지지는 않았다. 회사에서는 동갑내기 동기 한 명을 함께 배치해 주었다. 인재개발원 시절에는 서로 다른 반이었기에 친분이 없었지만 알고 보니 같은 지역 출신이었고, 병원에서 이직한 경력도 있어 자연스럽게 공감대를 형성하며 가까워질 수 있었다. 요양직은 면허증이나 자격증을 가진 사람들이 주로 입사하다 보니 대부분 이전 직장에서 근무 경험이 있고 그만큼 평균 연령대도 높은 편이다. 우리 반 동기 중에서도 내가 가장 어린 축에 속했는데, 마침 같은 지사로 발령 난 동기가 동갑이라는 사실이 무척 반가웠다.

드디어 대망의 첫 출근 날. 첫날인 만큼 단정하게 정장을 차려입고 출근 시간보다 조금 일찍 도착할 수 있도록 서둘러 집을 나섰다. 나는 그날의 따사로운 햇살을 아직도 잊지 못한다. 병원 근무 시절에는 3교대 근무를 한 탓에 해가 뜨기 전 새벽이나 해가 완전히 진 늦은 시간에 출근하곤 했기에 그렇게 상쾌한 아침 공기와 따뜻한 햇살을 맞으며 출근하는 경험은 처음이었다. 그 순간 '이런 회사라면 평생 다닐 수 있겠다'는 생각이 들 정도로 기분이 좋았다.

이 첫 출근의 느낌은 이후 친구들과도 자주 이야기했다. 처음엔 감상적이라며 웃던 친구들도 나중에 공단이나 다른 기관으로 이직한 후에는 모두 공감했다. 왜 아침에 출근해 저녁에 퇴근하는 게 기본인지, 왜 9시가 업무 시작 시간인지를 다들 비로소 실감했기 때문이다. 지금도 출근이 유난히 힘든 날이면 그날 아침의 햇살과 설렘을 떠올리며 다시금 마음을 다잡곤 한다.

동해지사는 비교적 작은 규모의 지사로 사무실은 두 개 층으로 나뉘어 있었다. 2층에는 행정지원팀과 지사장실이 있었고 1층에는 그 외의 다른 팀들과 민원실이 있었다. 사무실 곳곳을 누비며 인사를 드리고 지사장님과 면담을 한 후, 마침내 내 자리를 배정받았다. '내 이름이 쓰여 있는 책상이라니!' 순간 너무 감격스러웠다. 평범한 회사에 다니는 친구들에게는 어쩌면 당연한 일일지도 모르지만 병원에서 근무한 간호사들이라면 아마 알 것이다. 내 자리가 생기는 것이 얼마나 신기하며 벅찬 일인지를!

공단의 지사는 규모에 따라 두 가지 급지로 나뉘는데 규모가 큰 지사는 '가급지', 작은 지사는 '나급지'로 분류된다. 동해지사는 나급지 중에서도 비교적 소규모 지사에 속해 있었다. 당시 장기요양팀(장기요양운영센터)에는 팀장님을 포함해 신규 직원 2명을 포함한 총 6명의 직원이 근무 중이었다.

가급지에서는 장기요양 부서에 부장님이 별도로 계시지만 나급지에서는 팀장님이 장기요양부장(장기요양운영센터장)의 역할을 함께 수행한다. 우리 팀에는 팀장님 외에도 과장님 두 분 그리고 우리보다 한 사번 선배인 주임님 한 분이 함께 근무하고 계셨다.

　공단의 직급 체계를 간단히 설명하자면 입사 초기에는 주임(6급)으로 시작한다. 이후 최소 3년 이상의 근속 연수를 채우고 근무 평가 점수를 충족하면 대리(5급)로 승진할 수 있다. 대리로 근무한 지 5년 이상이 되면 과장(4급)으로 승진이 가능하며 과장까지는 일정 근속 요건만 충족되면 비교적 자동 승진이 가능한 구조이다. 그러나 팀장(3급), 부장(2급), 실장 또는 지사장(1급)으로 승진하기 위해서는 별도의 시험과 심사를 거쳐야 한다. 요약하자면, 조직도는 주임-대리-과장-팀장-부장-지사장의 순으로 이어진다고 보면 된다.

　도시에서 떨어진 지사이다 보니, 이렇게 나이 어린 신규 직원이 발령을 받는 경우는 정말 오랜만이었다고 한다. 그래서였을까, 장기요양 부서뿐만 아니라 다른 부서 선배님들까지 오셔서 정말 따뜻하고도 격렬하게 나를 환영해 주셨다. 집은 잘 구했는지, 아침은 챙겨 먹는지 등 사소한 부분까지 세심하게 챙겨주셨다. 그 덕분에 낯선 동해시에서 새로운 가족이 생긴 듯한 든든한 기분이 들었다.

지금 와서 돌이켜보면, 과장님들께서 대부분 우리 부모님 세대
이셨기에 아마 자식이나 조카를 대하는 마음으로 대해 주셨던 것
같다. 출근하면 아침 식사용으로 사과나 떡을 싸와 챙겨주시고 운
전에 미숙할 때는 손수 운전 방법을 알려주시기도 했다. 가끔은
저녁을 사주시며 일상의 작은 부분까지도 함께해 주셨다. 그 따뜻
한 마음과 배려 덕분에 나는 낯선 환경 속에도 금세 적응할 수 있
었다. 이 지면을 빌려 다시 한번 진심으로 감사하다는 말씀을 전
하고 싶다.

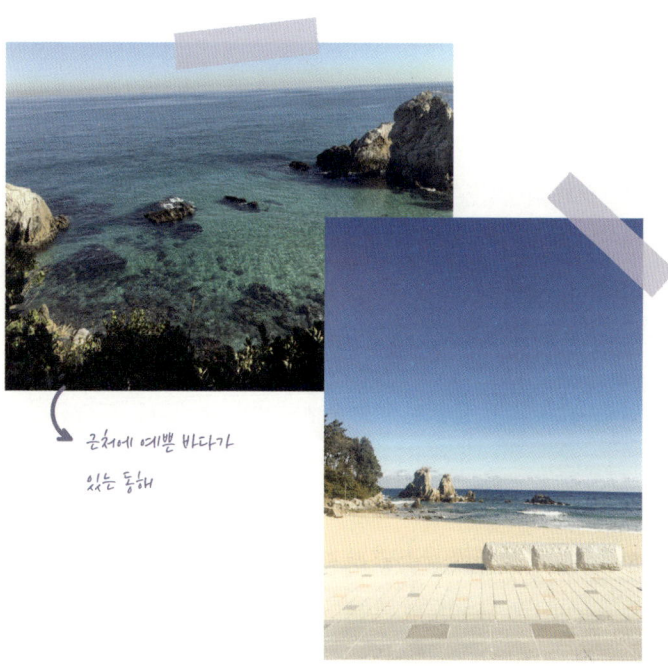

근처에 예쁜 바다가
있는 동해

어르신, 안녕하세요!

지사에 배치된 후 본격적으로 업무를 익혔다. 멘토 과장님의 가르침에 따라 전산 시스템을 배우고, 민원인을 직접 응대하며 장기요양 인정신청을 접수하는 일부터 하나씩 경험해 나갔다. 조사를 나가기 위한 출장 준비도 하게 됐는데, 당시 나는 운전을 할 줄 몰라서 과장님의 차를 함께 타고 다니며 과장님이 실제로 조사하시는 모습을 옆에서 지켜보며 배웠다. 단순히 매뉴얼로 익혔던 조사 항목들이 실전에서는 어떻게 자연스럽게 질문으로 연결되는지, 외부인 방문에 경계심을 보이는 어르신에게는 어떻게 다가가야 하는지 등 텍스트만으로는 알 수 없던 중요한 기술을 몸으로 익혀 갔다.

동해시 곳곳을 돌아다니며 조사를 하다 보니 빠르게 가는 지름

길과 숨은 맛집 등도 알게 되었다. 늦은 점심을 먹게 되는 일이 잦아서 시간 배분의 중요성도 절감했다. 사무실이 아닌 현장에서 일하다 보면 화장실 사용도 문제였다. 어르신 댁의 화장실을 이용하기는 어색하고 사무실까지 다녀오려면 시간이 너무 걸리기 때문에 조사 동선 내의 공공화장실 위치를 알아두는 것이 생각보다 유용했다. 과장님께 인정조사 방법뿐 아니라 민원 응대, 지침 검색법, 출장 신청 방법, 휴가 사용법까지 기본이지만 꼭 필요한 업무를 하나하나 배워 나갔고, 그 외에도 실무에 도움이 되는 꿀팁을 많이 전수받았다.

그러던 어느 날 국민건강보험공단 노동조합에서 단체 투쟁이 이루어지면서 장기 파업이 시작되었다. 당시 나는 3개월 수습사원이었기 때문에 노조에 가입되어 있지 않았다. 그 결과 지사에는 지사장님, 노조 미가입 직원 몇 분 그리고 신규 직원인 나와 동기 둘이 남게 되었다. 조사를 무기한 미룰 수는 없었기에 그동안 배운 지식을 토대로 조사를 진행해 보기로 했다. 문제는 조사 대상 어르신 댁까지 직접 운전해서 가야 한다는 점이었다.

동해시는 대중교통이 불편해 출장을 위해서는 운전이 필수였고, 나는 주말마다 본가에 가서 틈틈이 운전 연습을 하곤 했다. 하지만 혼자서 운전해 본 경험은 전무했고 연습한 차는 경차인 반면에 지사에서 배차받은 차량은 중형 SUV였다. 결국 느린 속도로 조심조심 주행하여 겨우 어르신 댁에 도착했는데 이번에는 주차가 문제였다. 다행히 인근 상가 사장님의 도움으로 주차를 할 수 있었다. 동기와 "파이팅!"이라고 외친 후 생애 첫 인정조사를 진행했다. 운전도, 조사도 처음이라 무척 두렵고 떨렸지만 막상 해보니 자신감이 생겼고, 이를 계기로 업무에 더 빠르게 적응해 나갈 수 있었다. 이후 선배님들이 복귀하시면서 지사의 업무도 정상화되었다.

인정조사는 요양직의 기본 업무이며, 지사에 배치되면 기본 업무 외에 추가적으로 고유 업무를 맡게 된다. 당시 내가 맡게 된 고유 업무는 환급금 업무였다. 장기요양 환급금에는 여러 종류가 있는데 그중 가장 대표적인 것은 '의사소견서 발급비용 환급'이다. 장기요양 인정신청 후 의사소견서를 발급받을 경우에는 보통 소견서 비용의 80%는 공단이 부담하고 20%는 본인이 부담하게 된다. 그런데 신청서와 소견서를 동시에 제출한다면 전체 금액을 본인이 먼저 부담하게 되며, 이때 발생하는 차액을 공단이 환급해주는 구조이다.

환급 업무는 '돈'과 관련된 만큼 민감하게 다뤄야 한다. 어르신이나 보호자에게 전화를 걸어 어르신 명의 계좌번호를 정확히 확인한 후 지급이 이루어진다. 이런 절차 때문에 보이스피싱으로 오해받은 적도 많았지만 반복된 전화 응대 덕분에 자연스럽게 민원대응 능력도 키워졌다. 그때의 경험을 토대로 실무에 필요한 기본기와 대응력을 조금씩 갖춰갈 수 있었다. 그렇게 나는 요양직 업무에 한 발짝 더 가까워졌다.

인정조사의 매운맛

1년 6개월가량 지사에서 인정조사 업무를 하다 보니 정말 다양한 어르신을 만나고 수많은 사연과 상황을 경험하게 되었다. 장기요양 등급이 절실한 상황임에도 "나보다 더 어려운 분께 먼저 혜택을 주세요."라며 신청을 미루시던 어르신을 만나기도 했고, 눈물 없이는 들을 수 없는 삶의 이야기들에 가슴이 먹먹해질 때도 많았다. 때로는 어린 조사원을 무시하는 어르신도 있었고, 반대로 며느리를 삼고 싶다는 마음을 표현하는 어르신도 계셨는데 알고 보니 그분의 아드님은 쉰 살이 넘은 상태였다. 이렇게 다양한 분들을 마주하다 보니 잊을 수 없는 에피소드도 하나둘 생겼다.

한 번은 각질이 유난히 많으셨던 어르신 댁에 조사하러 갔다가 조사를 마치고 나와 보니 까만 슬랙스와 양말 위에 하얗게 각질이 내려앉아 있었다. 마치 눈꽃송이가 내린 것 같았다. 그 일을 겪고 난 후부터는 차 안에 항상 여분의 양말을 구비하게 되었고, 출근룩도 자연스럽게 가성비 좋은 옷 위주로 바뀌었다. 치마보다는 바지가 그리고 신고 벗기 편한 신발이 훨씬 실용적이다. 무엇보다 양말은 꼭 여분을 준비해 두는 것이 좋다. 각질뿐만 아니라 미처 발견하지 못한 어르신의 소변을 밟는 불상사가 생길 수도 있으니 말이다.

어느 날은 알코올 중독인 아들과 함께 사는 어르신 댁을 방문했는데 하필이면 아들이 술에 취한 상태였다. 그는 외부인인 내가 어머니에게 해코지를 하러 온 줄로 오해하고 위협적인 언행을 하기도 했다. 조사를 즉시 중단하고 사무실로 복귀한 뒤 팀장님께 상황을 보고했다. 이후로 그 어르신 댁은 남자 직원과 팀장님이 함께 재방문하여 조사를 진행했다. 이처럼 예기치 못한 위험 상황이 발생할 수 있기 때문에 공단은 2인 1조 조사를 권장하고 있다.

최근에는 반려동물을 키우는 어르신이 많아지면서 조사하러 갔다가 개와 마주치는 일도 잦아졌다. 어떤 반려견은 사람을 잘 따르지만, 극도로 경계심을 보이며 공격적으로 짖는 반려견도 있다. 그래서 사전에 어르신과 유선으로 통화할 때 반려동물의 유무나 성격, 감염병 여부 등을 최대한 파악해 두는 것이 매우 중요하며, 이는 조사자의 안전을 위한 기본적인 준비 과정이다.

간혹 장기요양 등급을 받기 위해 지나치게 과장된 진술을 하는 어르신을 만나기도 하는데 그럴 때면 매우 씁쓸한 기분이 든다. 장기요양 등급을 받으면 다양한 서비스를 이용할 수 있기 때문에 이를 노리고 자신의 상태를 과장되게 진술하는 경우가 간혹 있다. 하지만 인정조사는 항목 간 연관성이 강하고 체계적으로 교육받은 직원이 정밀하게 판단하기 때문에 과장된 진술이 쉽게 통하지 않는다. 그와 더불어 의사소견서, 진료내역 등 여러 자료가 함께 검토되어 전체적인 맥락에서 허위 여부를 판단할 수 있다. 최근에는 '직권재조사' 제도가 생겨서 허위 진술이나 오류로 인한 부정 수급이 확인되면 등급이 조정되거나 이미 받은 급여까지 환수될 수 있다. 어르신들이 진실만을 말씀해 주실 거라고 믿고 조사에 임하지만 현실에서는 예외적인 상황도 존재한다. 그럴 때면 마음이 아프기도 하지만 모두에게 공통된 기준을 적용하여 정확하게 조사하는 것도 요양직의 중요한 사명이라는 생각으로 더욱 신중하게 조사에 임하게 된다.

인정조사는 단순한 체크리스트 수준의 조사가 아니라 어르신의 삶에 진심으로 귀 기울이고 다양한 상황을 고려해야 하는 과정이다. 사람과 사람 사이의 진심, 현실과 제도의 경계 속에서 늘 배우고 또 성장하게 된다. 나 역시 그 과정 속에서 울기도 하고 웃기도 하며 한 걸음씩 전문성을 쌓아 갔다.

내가 간사라니!

바닷가 옆 작은 소도시 동해 그리고 그 바다를 바라보고 있는 동해지사에서 일한 지 어느덧 6개월쯤 되었을 무렵, 정기 발령 시즌이 다가왔다. 국민건강보험공단은 매년 1월과 7월에 정기 발령이 있는데 보통 한 지사에서는 최대 5년까지 근무할 수 있고 실거주지를 기준으로 인근 지사로 순환 근무를 하는 것이 원칙이다. 우리 사무실은 조용히 지나갈 줄 알았는데 예상과 달리 간사 업무를 맡고 계시던 과장님께서 본부로 발령이 났다.

'간사'는 등급판정위원회를 운영하고 관리하며 인정신청, 조사, 등급판정회의, 결과 통보 등 장기요양 인정업무 전반을 파악하고 있어야 하는 중요한 업무이다. 요양직의 가장 기본이자 근간이 되는 업무인 만큼 높은 전문성과 책임감을 요하므로 부담감이 생기는 자리이다. 바로 그 중요한 간사 업무에 공백이 생긴 것이다.

급히 부서 회의가 열렸고 남은 인원 중 누가 간사 업무를 맡을지를 두고 긴 논의가 이어졌다. 작은 지사였기에 인원이 많지 않았고 모두가 각자 큰 업무를 하나씩 맡고 있는 상황이었다. 여러 가지를 고려한 끝에 결국 내가 간사 업무를 맡게 되었다.

'아, 내가 간사라니…'

너무 갑작스러워서 당혹스러움이 앞섰다. 갑자기 떠나는 과장님이 조금은 야속하기도 했고 눈앞에 닥친 현실이 막막하게 느껴졌다. 송별회 자리에서 과장님과 이별하며 눈물을 훔쳤던 기억이 나는데, 그 감정이 이별 때문이었는지 아니면 간사 업무에 대한 부담감 때문이었는지는 지금도 잘 모르겠다. 그런 내 마음을 과장님이 아셨는지 본부로 떠나는 전날까지도 정성스럽게 업무 인수인계를 해주셨다. 그 덕분에 조금은 안정된 마음으로 간사 업무를 시작할 수 있었다.

등급판정위원회는 해당 지자체의 의사, 간호사, 사회복지사, 학계 인사 등 보건복지 분야의 전문가로 구성된다. 대부분 나보다 훨씬 연로하신 분들이셨기에 회의 초반에는 긴장도 되고 많이 떨리기도 했다. 하지만 위원님들께서 오히려 편하게 말씀을 걸어 주시고 격려해 주셔서 점차 적응할 수 있었다.

아직도 간사 업무는 지사 내에서 부담스러운 업무로 인식되곤

한다. 하지만 간사로서 보낸 1년은 내가 크게 성장하는 시간이었다. 정확한 심의를 위해 타 직원의 인정조사결과를 살펴보며 조사 능력이 향상되었고, 등급판정 처리 기한을 맞추기 위해 일정을 조율하며 조정하는 능력도 키울 수 있었다. 또한 위원회를 구성하기 위해 위촉·해촉 절차를 경험하며 지방자치단체나 직능단체와 협의하는 방식을 익혔고, 공문 작성과 문서 관리의 기본도 체계적으로 다질 수 있었다. 무엇보다도 회의를 직접 운영하며 돌발 상황에 유연하게 대처하는 순발력과 자신감이 생긴 것이 가장 큰 수확이었다.

이렇게 간사로 보낸 동해지사에서의 1년은 업무적으로 한 단계 더 성장하는 시간이었다. 이후 동해지사를 떠나 지금은 연락이 닿지 않지만 당시 많이 부족했던 나를 응원해 주고 믿어 주셨던 팀장님과 위원님들께 이 지면을 빌려 다시 한번 감사의 마음을 전하고 싶다.

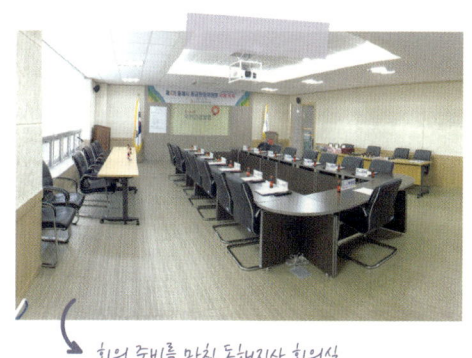

회의 준비를 마친 동해지사 회의실

쉬운 만남과 어려운 이별

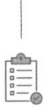

본부가 있는 원주에는 나의 본가가 있었기 때문에 언젠가 기회가 된다면 본부에서 근무해 보고 싶다는 생각을 늘 품고 있었다. 현장 업무도 물론 중요했지만 '본부'라는 조직에서는 어떤 방식으로 일하는지가 매우 궁금했다. 그러다 간사 업무를 맡은 지 1년쯤 되었을 무렵 드디어 본부에서 일할 기회가 왔다. 정든 동해시와 동해지사를 떠난다는 생각에 아쉬움도 있었지만 새롭게 찾아온 기회에 가슴이 뛰고 설렜다. 고민할 것도 없이 본부 발령을 희망한다는 뜻을 바로 전했다.

발령 시즌이 다가왔고 예정대로 본부로 발령이 났다. 자취방의 짐을 하나씩 정리하고 업무 인수인계를 준비하며 사무실 자리도 조금씩 정리했다. 오랫동안 바라왔던 본부 근무였고 무엇보다 이제 부모님과 함께 지내며 본가에서 출퇴근할 수 있게 되어서 마냥 기쁠 줄만 알았다. 하지만 막상 짐을 싸고 책상을 정리하니 아쉬운 마음이 생각보다 훨씬 컸다. 정든 직원들과 함께한 마지막 송별회 자리에서는 울컥하는 감정을 숨기기 어려웠고 첫 지사였던 만큼 애틋한 마음을 감출 수 없었다.

그동안은 항상 누군가로부터 인계를 받기만 했지, 내가 다른 직원에게 업무를 인수해 주는 건 처음 있는 일이었다. 그래서 인수인계서를 쓰는 것부터 어색하고 낯설었다. 업무의 개요, 현재까지의 실적, 앞으로의 일정과 주의해야 할 점 등을 최대한 자세히 정리했고, 기록물철과 물품도 차곡차곡 정리해 두었다. 인수인계서를 마무리하고 나니 정말 본부로 떠난다는 사실이 실감났다. 후임 직원에게 인수인계서를 건네며 간사 업무를 직접 설명해 주었는데 내가 해온 업무를 말로 설명하는 일은 생각보다 훨씬 어려웠다. 1년 전 내가 간사 업무를 처음 맡았을 때 몇 날 며칠을 함께 앉아 친절히 설명해 주셨던 과장님께 새삼 감사한 마음이 들었다.

마침내 동해지사에서의 마지막 날, 부서 직원들과 함께 점심을 먹고, 지사 내 모든 부서를 돌며 인사를 마쳤다. 조기 퇴근을 하며 짐을 들고 나올 때 무거운 상자를 직접 차에 실어주시며 끝까지 응원과 격려를 아끼지 않던 선배님들의 모습이 아직도 눈에 선하다. 밝게 웃으며 인사드리고 싶었지만 아쉬움이 컸던 나는 결국 많이 훌쩍이며 작별 인사를 드렸다.

그렇게 어렵고도 따뜻했던 이별을 마치고 나는 본가가 있는 원주로 출발했다.

두근두근 첫 출근

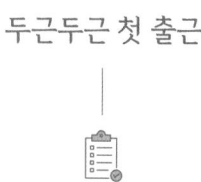

드디어 본부로의 첫 출근 날이 밝았다.

'본부'라는 단어에서 오는 무게감 때문인지, 27층 높이의 고층 건물에 압도된 탓인지, 지사에서 느꼈던 따뜻한 분위기와는 달리 본부 직원들은 왠지 차갑고 딱딱할 것만 같다는 선입견 때문인지, 어떤 업무를 맡게 될지 몰라서 드는 막연한 부담감 때문인지⋯ 어쩌면 그 모든 이유가 복합적으로 작용한 까닭인지 나는 바짝 긴장한 상태로 첫 출근을 했다.

출근 시간보다 조금 일찍 도착해 엘리베이터를 타고 새로 근무하게 될 25층으로 올라가는 것부터가 하나의 도전이었다. 본부는 전용 출입증 없이는 게이트를 통과할 수 없었는데 다행히 안내데스크 직원의 도움을 받아 무사히 입장할 수 있었다. 지하 1층부터

지상 27층까지 이어진 본부 건물에는 엘리베이터가 8개 있었고, 원하는 층을 누르면 몇 호기 엘리베이터를 타야 하는지 알려주는 시스템이 갖춰져 있었다. 지금은 익숙한 방식이지만 당시엔 모든 게 낯설고 신기하게 느껴졌다.

25층에 도착한 나는 쭈뼛쭈뼛 발령 부서로 향했다. 평소보다 여유 있게 도착했다고 생각했는데 이미 대부분의 직원이 출근한 상태였다. 나의 멘토가 되어 주실 대리님은 반갑게 나를 맞아 주셨다. 대리님의 안내를 따라 부장님과 부서 직원들에게 인사를 드렸다. 자리를 안내받고 간단히 짐을 풀자마자 곧바로 부서 티타임이 이어졌다. 전입 직원 3명을 환영해 주는 자리였는데 예상과 달리 따뜻하고 유쾌한 분위기 속에서 하하 호호 웃으며 대화를 나누다 보니 '아, 나도 이곳에서 잘 적응할 수 있겠다.'라는 생각이 들었다.

본부는 보통 한 층이 하나의 실로 이루어져 있으며 그 안에 여러 부서가 함께 있다. 지사로 치면 하나의 층이 하나의 지사 개념과 비슷하다고 보면 된다. 내가 발령받은 곳은 '요양급여실 인정관리부'였다. 전입 직원은 모두 모여 먼저 실장님 방에 들어가 인사를 드린 후, 실 내 모든 부서를 돌며 인사를 나누었고 모두들 반갑게 맞아주셨다. 당시는 장기요양이 3개 실 체계였기 때문에(현재는 4개 실로 확대) 같은 건물에 있는 다른 실들도 함께 돌며 인사를 했다. 이후 간단한 팀 회의가 진행되었다. 나는 1팀에 발령이 났는데 첫 출근 날 팀장님께서 출장을 가신 상황이어서 선임 과장님, 대리님 그리고 나 이렇게 셋이 모여 회의를 했다. 앞으로 맡게 될 업무에 대한 간단한 소개와 함께 잘 지내보자는 인사를 나누며 차분하게 첫날을 시작할 수 있었다.

처음 마주한 본부의 분위기는 지사와는 조금 다른 결을 가지고 있었다. 지사에서는 과장님들이 마치 이모나 삼촌 같고 따뜻한 분위기였는데 본부에서는 조금 더 차분하고 집중된 분위기가 느껴졌다. 처음에는 그 모습이 낯설게 느껴졌지만 곧 이해할 수 있었다. 본부는 전국의 지역본부와 지사를 총괄하는 컨트롤타워로서 정확하고 신속한 판단이 요구되는 업무가 많고, 조직 전체에 영향을 미치는 결정을 다루는 만큼 자연스럽게 긴장감 있는 분위기가 형성될 수밖에 없었던 것이다. 시간이 흐를수록 본부 직원들도 다정하고 따뜻한 사람들이라는 것을 알게 되었고, 그 안에서 전문성과 책임감을 갖고 일하는 모습에 점점 더 매력을 느끼게 되었다.

그리고 사실 그런 본부의 분위기가 싫지만은 않았다. 각자의 자리에서 집중하며 전문성을 발휘하는 모습은 마치 자신만의 일에 몰입하는 도시적인 커리어 우먼 같았다. 나도 그 흐름에 자연스럽게 스며들고 싶다는 생각이 들었다.

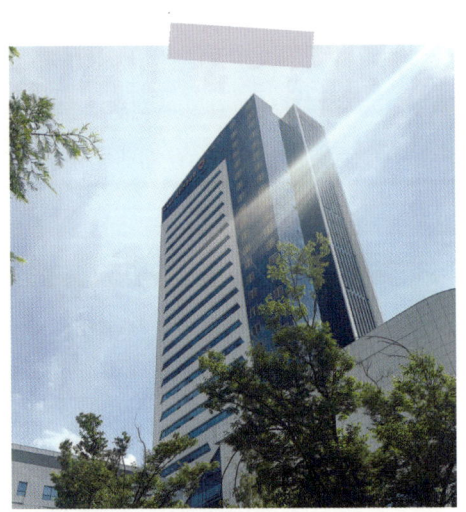

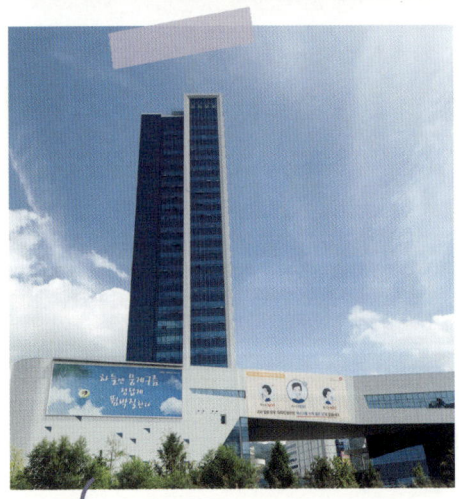

맑은 날 원주의 국민건강보험공단 본부 건물

Data Warehouse의 세계

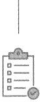

내가 속한 요양급여실 인정관리부는 장기요양 인정신청, 인정조사, 의사소견서 관리, 등급판정위원회 운영 등 장기요양 인정을 총괄하는 부서로서 장기요양의 첫 관문 같은 역할을 하는 곳이다. 나는 그 안에서 장기요양 인정과 관련된 통계 업무를 맡게 되었다. 발령 전, 엑셀 프로그램을 잘 다룰 줄 아냐는 질문을 받았을 때 학창 시절에 엑셀 관련 대회에서 입상한 경험이 있다고 답변했다. 나중에 알게 된 사실인데 원래는 통계 업무가 아닌 다른 업무로 배정될 예정이었으나 엑셀 활용 능력을 높이 평가받아 통계 업무로 업무 분장이 변경되었다고 한다.

보통 지사에서는 '인정관리부'라고 하면 인정조사를 하다가 판단 기준이 애매모호하거나 의사소견서 입력에서 오류가 있거나 등급판정위원회 운영 중 문의 사항이 생겼을 때 떠올리는 부서이다. 나도 처음에 인정관리부로 발령이 난다는 것을 알았을 때는 이처럼 현업과 관련된 업무일 줄 알았는데, '통계' 업무가 주된 업무라고 하셔서 당황하였다. 통계 관련 업무가 있는 줄도 몰랐기 때문이다.

통계 업무를 수행하기 위해서는 'Data Warehouse(DW)'라는 시스템을 알아야 했다. 국민건강보험공단 내부에는 DW 시스템이 있는데 우리가 평소 업무에 사용하는 전산 데이터를 통계화하여 구축한 시스템이다. DW는 공단의 빅데이터를 기반으로 원하는 자료를 추출할 수 있도록 설계된 통계 시스템으로서 사용자가 항목을 설정하고 필터를 적용해 필요한 통계를 생성하여 업무에 활용할 수 있다. 이 시스템은 공단 전 직원이 접속하여 사용할 수 있지만 지사에서는 주로 민원 대응 등 대민 업무가 중심이기 때문에 DW를 사용할 일이 많지 않다. 나 또한 본부로 전입되기 전까지는 DW라는 시스템 자체를 들어본 적도 없었다.

통계 업무는 크게 매월 정기적으로 생성되는 '정기통계'와, 외부 기관의 요청에 따라 작성되는 '수시통계'로 나뉜다. 통계의 양이 많고 종류가 다양해서 익히는 데 시간이 꽤 걸렸다. 첫 한 달은 DW 시스템에 대해 배우고 직접 사용해 보는 데 집중했고 두 번째 달부터는 정기통계를, 세 번째 달에는 간단한 수시통계 작업을 수행했다. 본부로 전입된 지 6개월쯤 지나서야 업무를 독립적으로 수행할 수 있었다. 그 6개월간 멘토 역할을 해주신 대리님께서 업무를 하나하나 알려주시고 내가 만든 통계를 검토해 주셔서 점차 일을 익혀 나갈 수 있었다. 이처럼 통계 업무는 타 업무에 비해 인수인계에 더 많은 시간이 필요한 편이라 한번 맡게 되면 장기간 담당하게 되는 경우가 많다.

정기통계는 주로 월별로 장기요양 인정자가 얼마나 증가했는지를 모니터링하는 작업이다. 지역별, 성별, 연령대별, 건강보험 자격별로 인정자 수의 추이를 분석하며 제도의 흐름을 정기적으로 확인하는 데 활용된다.

수시통계는 새로운 정책을 준비하거나 시행한 후, 해당 정책의 실효성을 사전에 예측하거나 실행 후의 변화를 파악하기 위해 작성된다. 물론 좀 더 정밀한 예측과 분석은 연구원에서 전문적으로 수행하지만, 실무에서는 이를 위한 기초 데이터와 현황 분석을 통해 정책 방향 설정의 기초 자료를 제공하는 역할을 한다. 그리고 과거와 현재의 상황을 비교해 가까운 미래를 예측하는 데 활용되기도 한다.

예를 들어, 장기요양 인정등급이 기존 1~5등급 체계만 존재하던 시기에 '인지지원등급'이라는 새로운 등급이 도입될 예정이라는 이야기가 나왔을 때, 이 새로운 등급의 수혜 대상 규모를 사전에 예측해 보는 통계를 작성하기도 했다. DW 시스템을 활용해 유사 대상군의 데이터를 분석하고 잠재적인 수요 규모를 가늠하는 작업을 수행했다. 그 자료는 내부적으로 정책 검토 시 참고할 수 있는 기초 데이터 중 하나로 활용되었다고 들었다. 이후 인지지원 등급 제도가 실제로 시행되자 약 1년간 매달 해당 등급 수급자를 지속적으로 모니터링하며 정책의 실효성을 점검했다. 이처럼 수시통계는 정책 변화가 있을 때 가장 빈번하게 요청된다. 나의 업무가 정책 결정 과정에 직접적으로 영향을 줄 수 있다는 생각이 들어 어깨가 무거워지기도 했다.

본부는 지사와 지역본부를 총괄하는 컨트롤타워 역할을 수행하는 곳이므로 보고서 작성이나 문서 기안과 같은 행정 업무의 비중이 크다. 이때 대부분의 문서와 보고는 통계 자료를 기반으로 작성된다. 통계 자료를 통해 현황을 분석하고 그 결과를 바탕으로 의사결정을 내리는 전반적인 흐름이 매우 인상적이었다.

본부에 오기 전에는 이런 형태의 업무는 상상도 하지 못했는데 실제로 해보니 통계 업무가 무척 흥미롭고 내게 잘 맞는다는 생각이 들었다. 통계는 기준에 따라 결괏값이 천차만별이고, 해석하는 사람에 따라 의미가 달라질 수 있다는 점에서 무섭기도 하지만 동시에 매력적이었다. 자료 요청자의 의도를 정확히 파악해 기준을 설정하고 그 결과물을 완성했을 때의 성취감은 매우 컸다.

국민건강보험공단의 DW 시스템에 대해 설명을 조금 더 덧붙이자면, 공단은 직원들의 DW 활용 능력 강화를 위해 '건강보험정보분석사'라는 사내 자격 제도를 운영하고 있다. 이 자격은 1

차 필기시험과 2차 실기시험으로 구성되고 합격률은 30% 정도이며, DW 분석 시스템을 통해 데이터 기반 의사결정 및 업무처리 역량을 기르는 것이 핵심 목표이다. 정책 수립의 큰 방향은 연구기관에서 이끌어가지만 실무자는 이 시스템을 통해 현장의 데이터를 정리하고 분석하여 기초자료를 제공하는 중요한 역할을 수행하게 된다.

자격을 취득하면 사내 자격증서가 수여되고 5년에 한 번 보수교육을 받게 된다. 이 자격은 공단 내부에서 인정받는 유일한 사내 자격증이기 때문에 취득했을 때 보람이 크고 실무에서도 유용하게 활용된다. 공단에 입사한다면 꼭 도전해 볼 것을 강력히 추천한다.

국정감사의 무게

각 부서에서 통계 업무를 담당하는 직원에게는 극성수기가 있다. 바로 국정감사 시즌이다. 국정감사를 앞두고 국회로부터 다양한 자료 요청이 들어오는데 그중 대부분은 통계와 관련된 내용이다. 그래서 이 시기가 되면 통계 담당자들의 일정은 눈코 뜰 새 없이 바빠진다. 보통 국정감사는 10월 중순경 진행되지만 체감상 8~9월에 가장 많은 자료 요청이 몰린다. 통계 업무를 맡고 있던 나도 그렇게 첫 국정감사 시즌을 맞이하였다. 업무를 인계받을 당시부터 '국정감사 시즌은 정말 바쁘다'는 말을 수차례 들었던 터라 과연 얼마나 힘들까 하는 걱정이 앞섰다. 처음엔 '이 정도면 할 만한데!' 싶었지만 시간이 지날수록 내 생각이 얼마나 안이했는지를 깨닫게 되었다.

나는 인정관리부의 통계 업무 담당자였기에 주로 장기요양 인정자 관련 자료를 취합해 회신하는 역할을 맡았다. 평소 정기·수시 통계 작성으로 어느 정도 익숙해졌다고 생각했지만 국회 요청 자료는 늘 예측 불가한 주제와 방식으로 들어오기 때문에 훨씬 고난도였다. 단순한 통계는 이미 공개된 자료가 많지만 국정감사 요청 자료는 부서 간 협업이 필요한 복합 자료가 대부분이었다. 자연스럽게 타 부서 통계 담당자들과 회의를 자주 하게 되었고 빅데이터실 담당자들과도 긴밀히 협업하게 되었다. 부서마다 통계 작성 기준이 다르기 때문에, 요청 의도를 명확히 파악한 후 각자의 기준을 조율하며 자료를 만들어야 했다. 서로 부서는 달랐지만 같은 '통계 담당자'라는 공통분모 덕분에 금세 친밀해져서 국정감사 이후에는 함께 식사도 하고 지금까지도 연락하며 지내는 사이가 되었다. 그중 한 분께는 소개팅을 주선해 드린 적도 있었는데 그 인연으로 결혼까지 하셨을 정도로 서로를 아끼는 각별한 관계다.

한번은 내가 회신한 통계 자료가 뉴스 기사로 보도된 적이 있었다. 신문에 실린 내 자료를 보며 뿌듯함과 동시에 막중한 책임감이 느껴졌다. 그때 이후로는 자료 회신 전 검토를 더욱 철저히 하며 신뢰도 높은 통계 생산을 위해 한층 더 주의를 기울이게 되었다.

국정감사 시즌에는 추석 연휴 전날이나 개천절에도 야근하거나 대기 근무를 해야 할 때가 많았다. 특히 국정감사 전날에는 막판 자료 요청이 들어올 수 있기 때문에 일부 직원은 비상 대기조로 남게 되는데 통계 담당자도 예외가 없었다. 첫 국정감사 준비 당시에는 자료를 작성하다가 새벽에 퇴근한 적도 있었다. 몸은 힘들었지만 중요한 국가 업무를 해냈다는 생각에 그날은 유난히 뿌듯한 마음으로 잠들었다.

국정감사 당일에는 담당 직원들이 TV 또는 인터넷으로 국정감사를 실시간 시청하며 자료가 어떻게 활용되는지 모니터링을 한다. 나 역시 국정감사를 처음으로 시청했는데 내가 회신한 자료가 화면에 등장하던 순간 '혹시 저 자료에 오류가 있으면 어떡하지?'라는 생각에 심장이 쿵 내려앉았던 기억이 있다. 그만큼 국정감사는 글자 하나, 숫자 하나도 쉽게 넘길 수 없는 무게감 있는 작업이었다.

이후에도 총 세 차례 국정감사를 경험했지만 그 긴장감과 책임감은 익숙해지지 않았다. 하지만 그 과정을 거치며 자료 기준을 세우는 역량이 향상되었고 무엇보다 정확하고 의미 있는 통계를 생산해야 한다는 사명감을 체득했다.

6개의 지역본부

국민건강보험공단은 강원도 원주에 본부를 두고 있으며 서울강원, 대구경북, 부산울산경남, 대전세종충청, 광주전라제주, 인천경기 이렇게 총 6개의 지역본부를 운영하고 있다. 또한 지사는 전국에 178개가 있는데 지사의 관할 면적이 넓어 민원인의 접근성이 떨어지거나 장기요양 인정조사 수행에 어려움이 있으면 추가적으로 출장소를 운영하고 있다. 결과적으로 전국 227개의 장기요양 운영센터(지사+출장소)가 운영되고 있으며, 이는 대한민국 최북단부터 최남단까지 폭넓게 배치되어 있다. 이처럼 방대한 조직을 본부에서 일괄적으로 관리하기는 어려운 만큼 본부와 각 운영센터 사이를 연결하는 역할로 지역본부가 중요한 중간축 역할을 한다.

그 때문에 본부에서는 지사와 직접 소통하기보다는 지역본부를 통해 소통하는 방식이 일반적이다. 자료가 필요한 경우에도 지사별로 각각 취합하지 않고 지역본부가 지사의 자료를 먼저 정리해 본부에 전달하는 구조이다. 또한 현장에서 발생하는 돌발 상황이나 민원 사항도 지역본부를 통해 본부에 전달되기 때문에, 본부 입장에서는 지역본부와의 긴밀한 협력이 필수적이다.

나 역시 인정관리부에서 통계 업무를 담당하던 시절, 시간이 지나며 교육 업무까지 맡으면서 지역본부와 본격적으로 소통하게 되었다. 업무처리 지침이나 전산 시스템을 변경할 때, 지역본부 담당자들과 사전에 협의해 방향을 결정하거나 일부 지사에 먼저 적용해 피드백을 받는 방식으로 조율해 나갔다. 초반에는 지역본부 담당자 대부분이 경력이 길고 직급도 높아 대화를 나눌 때 긴장되기도 했다. 하지만 본부와 지역본부는 수직적 관계가 아니라 상호 협력하여 상생하는 구조이기 때문에 함께 문제를 해결하고 소통을 이어가며 자연스럽게 친분도 쌓아갔다. 때로는 스스럼없이 불편 사항을 이야기하고 오프 더 레코드로 소소한 불만도 나누며 더 끈끈한 관계를 맺을 수 있었다. 지역본부 담당자들과의 소통을 통해 현장의 생생한 목소리를 직접 들을 수 있었고 이를 바탕으로 좀 더 현실성 있는 지침 개정이 가능했다.

또한 사업을 기획하고 대상자를 선정할 때도 지역본부의 협조 덕분에 적절한 대상자를 발굴하고 필요한 서비스를 적재적소에 제공할 수 있었다. 그만큼 본부도 지사에 도움이 필요할 때는 현장 지원을 나가거나 통계자료를 제공하는 방식으로 서로 도움을 주고받으며 돈독한 관계를 유지해 왔다.

그렇게 본부에서 근무한 지 2년이 넘을 무렵, 문득 '지역본부에서 근무해 보는 건 어떨까?' 하는 생각이 들었다. 지사와 본부에서의 근무 경험은 있지만, 그 중간에 있는 지역본부는 아직 경험하지 못한 세계였기에 궁금증이 생겼다. 마침 인천경기지역본부에 전입 기회가 주어졌는데 그 지역본부는 내가 대학 시절을 보낸 수원에 위치해 있어 주변에 친구들도 남아 있는 곳이었다. 이 모든 요소가 겹쳐졌고 짧은 고민 끝에 전출을 결심하게 되었다. 그리하여 2년 6개월간의 파란만장했던 본부 생활을 마무리하고 이제는 수원에서의 새로운 출발을 준비하게 되었다.

수원시 주민으로 변신

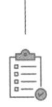

2020년 7월, 나는 원주시 주민에서 수원시 주민으로 '변신'했다. 예정대로 인천경기지역본부 요양운영부로 발령이 났고 이에 따라 원주에서 수원으로 이사했다. 동해지사에 근무할 당시에는 서울강원지역본부 소속이었기 때문에 여의도에 위치한 서울강원지역본부에 교육을 듣거나 간담회에 참석하러 가본 적이 있었지만 인천경기지역본부는 처음 가보는 곳이었다.

처음 마주한 인천경기지역본부 건물의 첫인상은 '잘못 찾아온 건가?' 하는 생각이었다. 본부의 최신식 건물에 익숙해진 탓인지, 지역본부의 다소 오래된 외관은 낯설기만 했다. 첫 출근 후 발령받은 5층 요양운영부로 올라가 인사를 드렸다. 다행히 나와 함께 전입한 동기 두 명이 있어 외롭지는 않았다. 하지만 대부분의 직원은 지사에서 전입한 경우가 많아서 이미 서로 알고 지낸 사이인 듯했다. 이곳저곳에서 반갑게 인사를 나누고 안부를 묻는 모습이 내심 부러웠다. 나는 본부에서 전입해 왔고 그 이전에는 서울강원 지역본부 소속이었기 때문에 이곳에는 익숙한 얼굴이 하나도 없는 상황이었다.

인사를 마치고 팀 배정을 받은 후 자리에 앉았을 때 처음 보는 한 직원이 다가와 칫솔과 치약을 건네며 "잘 지내보자"라고 인사를 했다. 알고 보니 본부에서 함께 근무했던 한 직원이 자신의 지인에게 나를 잘 챙겨 달라고 미리 부탁해 두었던 것이었다. 예상치 못한 환대에 가슴이 뭉클해졌고 멀리서 나를 응원해 주는 사람이 있다는 사실이 큰 감동으로 다가왔다. 지금은 그때 칫솔을 건넸던 그 직원과 개인적인 고민도 나눌 만큼 돈독한 사이가 되었다.

지역본부의 분위기는 참 독특했다. 지사보다는 본부 같고, 본부보다는 지사 같은 느낌이었다. 업무 강도나 긴장감은 본부 못지않았지만 분위기는 훨씬 더 수평적이고 자유로웠다. 본부에서는 하나의 과가 팀 단위로 수행하는 업무를 지역본부에서는 한 명의 담당자가 단독으로 전담하는 경우가 많아 각자의 전문성이 특히 요구되었다. 그렇지만 업무 외 시간에는 다이어트나 부동산 이야기처럼 사적인 대화도 자유롭게 나눌 정도로 편안한 분위기였다. 물론 본부에서도 개인적인 대화를 나누긴 하지만 워낙 다양한 사건·사고가 많다 보니 점심시간에도 업무 이야기를 이어가는 경우가 종종 있었다. 나는 이런 지역본부 특유의 여유롭고 인간적인 분위기가 정말 마음에 들었고 어서 이곳에 적응하고 싶다는 생각이 절로 들었다. 하지만 내 눈에는 모두가 각자의 업무에 전문가 이상의 실력을 갖춘 사람들처럼 보였고 나도 빠르게 적응해야만 이 분위기에 자연스럽게 스며들 수 있을 것 같아 마음이 조급해졌다.

44개의 운영센터

지역본부에서 처음 맡은 업무는 장기요양기관 관리였다. 장기요양기관은 방문요양, 방문간호 등 재가서비스를 제공하는 재가기관과 흔히 '요양원'으로 알려진 시설기관으로 구분된다. 인천 경기 지역은 전국에서 가장 많은 수급자가 거주하는 지역인 만큼 장기요양기관의 개수도 전국에서 가장 많다. 우리 공단은 수급자가 안심하고 서비스를 이용할 수 있도록 안전한 환경을 조성하고 기관 선택권 보장과 국민의 알 권리 실현을 위해 장기요양기관을 관리하고 있다. 공단은 정기적으로 기관을 방문해 정원 관리, 게시물 준수, 환기 상태, 청결 상태, 냉난방, 채광 등의 항목을 점검한다. 이러한 현장 점검은 지사에서 직접 수행하고, 지역본부는 지사의 직원들이 정기적으로 기관을 관리할 수 있도록 지원하는 역할을 맡는다.

이 업무를 통해 처음으로 전국 44개 지사의 운영센터 담당자들과 소통하게 되었다. 본부에서는 6개 지역본부 담당자들과 주로 소규모로 대화했기에 소통이 수월했지만 44명의 지사 담당자들과의 소통은 처음이라 쉽지 않았다. 업무 파악 중이던 초반에는 지사에서 오는 문의에 바로 응답하지 못하는 경우가 많았다. 퇴근 직전까지도 메신저에 해결하지 못한 대화창이 남아 있으면 좌절감이 밀려오기도 했고, 전화가 오는 것이 두렵게 느껴졌던 때도 있었다. 그러나 시간이 지나며 업무를 익히고, 점차 자신 있게 답변할 수 있게 되면서 점점 자신감이 생겼다. 처음에는 낯설기만 했던 지사 직원들과도 자주 소통하며 내적 친밀감이 쌓였고 마치 44명의 든든한 지원군을 얻은 듯한 안정감이 생겼다.

지사를 지원하는 업무 외에도 직접 기관과 소통하는 업무도 있었다. 그중 가장 기억에 남는 일은 신규 기관 대표자를 초청해 설명회를 진행했던 경험이다. 장기요양기관은 어르신들에게 돌봄을 제공하는 비영리 복지사업의 성격을 띠고 있어 사명감이 무엇보다 중요한 분야라고 생각한다. 이런 이유로 신규 기관 대표자에게는 노인의 신체·인지 변화와 욕구에 대한 교육을 제공하여 노인에 대한 이해도를 높일 수 있도록 안내한다. 또한 옴, 결핵, 코로나19 등 감염성 질환의 예방과 대응 방법 그리고 기관 운영에 실질적으로 도움이 되는 노무 강의까지 함께 구성하여 설명회를 진행했다. 이 자리에서는 대표자들이 공단에 현장 의견을 전달하기도 한다. 공단과 장기요양기관은 모두 수급자 어르신에게 질 높은 서비스를 제공하겠다는 공통된 목표를 갖고 있기 때문에 서로의 의견을 활발히 교류하며 개선 방안을 모색해 나가고 있다.

사실 본부에서 근무하던 당시에는 현장과 다소 거리가 있는 업무를 맡고 있었기에 지역본부에서 새로운 업무를 맡는 것이 조금은 두렵고 걱정되기도 했다. 하지만 막상 전입한 후에는 다양한 업무를 접하고 지사 담당자들과 밀접하게 소통하면서 현장의 생동감을 느꼈고 무엇보다 업무적으로 한 단계 성장하고 있다는 확신을 가질 수 있었다.

다시 한번 간호사로

2020년과 2021년, 대한민국은 코로나19 팬데믹으로 큰 타격을 입었다. 확진자 수가 급증하면서 전국 곳곳에 코로나19 선별진료소가 세워졌지만 현장은 의료 인력 부족으로 어려움을 겪고 있었다. 국민의 건강을 책임지는 기관으로서 국민건강보험공단도 가만히 있을 수 없었고, 결국 직원 중 의료인 면허를 가진 인력을 모집해 선별진료소에 파견하기로 결정했다.

그리하여 나는 2020년 12월, 경기도 포천에 있는 선별진료소로 파견 근무를 가게 되었다. 혼자서 파견된 건 아니었고 아래층 사무실에 근무하시던 부장님과 함께였다. 파견 기간에는 부장님과 함께 숙소에서 생활하며 공단 생활, 업무 철학 그리고 조직 문화에 대해 많은 이야기를 나눌 수 있었다. 평소에는 업무상 교류가 많지 않았던 분과 인간적인 교감을 나눈 시간은 뜻깊었고 큰 배움이 되었다.

선별진료소 설치도, 파견 결정도 너무 갑작스러웠기에 처음 현장에 도착했을 때는 시스템이 제대로 갖춰져 있지 않아 다소 혼선이 있었다. 하지만 부장님께서 앞장서서 현장의 흐름과 검사 업무 체계를 빠르게 정리해 주셨다. 그 덕분에 나는 본격적인 검체 채취 업무에 집중할 수 있었다. 추운 겨울 실외에서 근무해야 했기에 내복과 방한용품을 단단히 챙겨 포천으로 향했지만 현장은 생각보다 더 춥고 열악했다. 그럼에도 불구하고 부장님께서 솔선수범하여 방호복을 입고 나서시는 모습을 보며 많은 용기를 얻을 수 있었다. 나 또한 의료인으로서의 책임감을 다지며 주어진 역할에 충실하고자 노력했다.

내가 근무했던 진료소는 포천 시내에서도 외곽에 위치해 검사자 수가 많은 편은 아니었지만 임상 현장을 떠난 지 오래된 터라 간호사로서 직접 사람들을 마주한다는 것이 처음엔 긴장됐다. 하지만 시간이 흐르면서 검사자 수가 늘었고, 검체 채취에 대한 경험도 쌓여 어느덧 익숙하게 대응할 수 있게 되었다.

특히 어느 날은 근처 골프장에서 집단 감염이 발생해 직원 전수 검사를 맡게 되었는데 그날은 마치 검체 채취 로봇이 된 듯한 하루를 보냈던 기억이 생생하다. 검사를 위해 방문한 사람들을 보며 병원에서의 기억이 문득 떠오르기도 했다. 그중에는 고령의 부모님을 모시고 온 보호자들도 있었는데 혹시나 감염되었을까 염려하는 모습에서 진심 어린 걱정과 불안을 느낄 수 있었다. 검체 채취를 마친 뒤, 결과 통보 절차와 함께 위로와 응원의 말을 건넸다. 작은 말 한마디였지만 보호자들은 그에 힘을 얻었고, 그 모습을 보며 다시금 '말의 힘'과 '돌봄의 의미'를 되새기게 되었다.

이후 백신 접종률이 높아지고 바이러스의 치명률이 낮아지면서 상황은 많이 나아졌지만 당시 국민들이 체감하는 공포감은 굉장히 컸다. 나 역시 방호복을 입고 검사를 진행하면서도 언제 확진자와 접촉하게 될지 모른다는 두려움을 항상 안고 있었다.

약 3주간의 파견 기간동안 크리스마스가 지나가고 서른 번째 생일도 맞이했지만 혹시라도 내가 감염의 매개체가 될까 두려워 가족이나 지인과의 접촉은 피하며 조용히 시간을 보냈다. 조금은 외롭고 고단한 시간이었지만 국민 건강을 지키는 데 기여하고 있다는 사명감 그리고 함께한 부장님 덕분에 더욱 의미 있는 시간이었던 것으로 기억한다.

국민건강보험공단은 코로나19 대유행 기간에 선별진료소 파견 근무뿐만 아니라 임시생활시설 행정 지원을 위한 파견 근무도 진행하였다. 그리고 한때는 제천에 있는 공단 인재개발원이 확진자 임시생활시설로 활용되기도 하였다. 국가적 위기 상황이 닥쳤을 때, 국민건강보험공단은 발 빠르게 대응하며 국민의 건강과 안전을 지키기 위해 최선을 다해 왔다. 그리고 그 중심에서 나 역시 의

료인으로서, 공단 직원으로서 그리고 한 사람의 시민으로서 역할
을 다할 수 있었던 시간이었다.

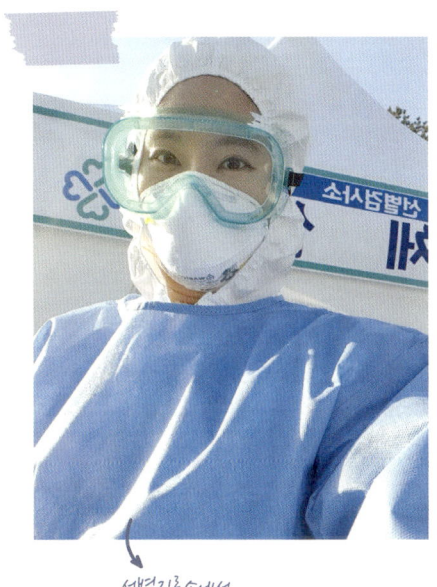

선별진료소에서

돌봄, 연결, 변화의 기록

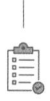

　지역본부에 근무한 지 1년이 되어갈 즈음 부서 내부에서 1팀에서 2팀으로 이동하며 '이용지원'을 맡게 되었다. 이용지원이란 장기요양 수급자에게 개별화된 맞춤형 서비스가 제공될 수 있도록 수급자 어르신에게 급여 이용 계획을 제안하고 주기적으로 상담을 진행한 뒤 기관에서 적정한 서비스를 제공할 수 있도록 관리하는 모든 과정을 가리킨다.

　그중에서 나는 '급여계약'과 '급여제공계획서'에 대한 업무를 담당하였다. '급여계약'은 장기요양기관이 수급자에게 급여를 제공하기 위한 첫 관문이 되는 절차로서 기관과 수급자 간의 계약 체결을 통해 서비스 제공이 가능해진다. '급여제공계획서'는 장기요양기관이 급여를 제공하기에 앞서, 수급자에 대한 욕구평가를 실시한 다음에 공단에서 제공하는 '개인별 장기요양 이용계획서'를 참고하여 급여 제공의 방향과 목표를 구체화하는 문서이다. 이는 수급자별 욕구와 상황에 따라, 획일적인 서비스가 아닌 맞춤형 서비스를 제공하기 위한 중요한 과정이다. 이 업무는 주로 지사 내부 직원보다는 장기요양기관 관계자와의 소통을 통해 민원을 조정·해소하는 역할이 많았다.

그러던 중 우리 팀에서 '이용지원'과 관련된 특화사업을 진행하게 되었다. 바로 '사례관리' 사업이었다. 사례관리란 복지 사각지대에 놓이거나 위기 상황에 처한 수급자의 욕구를 파악한 후에 지역사회의 다양한 자원을 연계·조정·통합하여 지원하는 활동 전반을 의미한다. 이러한 사례관리의 목적은 궁극적으로 수급자 어르신과 가족의 욕구와 어려움을 해소하여 건강하고 행복한 삶을 유지하도록 돕는 데 있다. 수급자 입장에서는 삶의 질 향상으로 이어지며 서비스 전달체계 측면에서는 중복이나 누락을 방지하고 전반적인 서비스의 효율성과 효과성을 높이게 된다.

인정조사나 이용지원 상담 중 위기 상황에 놓인 어르신을 만나면 먼저 어르신의 욕구와 이를 가로막는 장애요인 그리고 필요한 자원을 파악한다. 이후 사례회의를 통해 달성하고자 하는 변화 목표를 설정하고, 그 목표를 실현하기 위한 전략과 방법을 논의한다. 이 과정에서 어르신이 직접 활용할 수 있는 자원(예: 가까이 거주하는 친척)과 외부 기관에서 제공하는 지원 자원(예: 지역 교회의 도시락 배달 서비스) 등을 어떻게 연계할지 논의한다. 논의된 계획을 바탕으로 이를 실행에 옮기고 제공된 서비스가 적절했는지 그리고 어르신의 반응은 어땠는지를 지속적으로 점검한다. 마지막으로 사례관리 전반을 통해 설정한 변화 목표가 얼마나 달성되었는지를 평가하고, 필요시 종결 여부를 판단하는 것으로 마무리한다. 나는 이 과정 중 사례회의에 참여할 기회를 갖게 되었고, 어르신의 현재 상황과 이용 가능한 자원을 파악한 후 여러 사례관리자와 함께 지원 방안에 대해 심도 깊은 논의를 진행했다.

그중 특히 인상 깊었던 한 사례를 소개하고자 한다. 해당 어르신은 주거 환경이 매우 열악한 상황이었는데 특히 화장실 상태가 심각하여 세면은 물론이고 변기 사용조차 어려운 상황이었다. 이로 인해 어르신은 실내에서 요강을 이용해 대소변을 처리하고 계셨으며, 거실과 화장실 사이의 단차로 인해 거동이 불편한 상태에서 낙상 위험까지 매우 높은 상황이었다. 공단은 사례관리를 통해 지역사회의 주거개선 자원봉사단체와 연계하여 화장실 환경 개선사업을 진행하였다. 이를 통해 어르신은 좀 더 안전하게 화장실로 이동하고, 쾌적하고 위생적인 환경에서 개인위생 활동을 수행할 수 있게 되었다. 무엇보다 낙상 위험이 줄어든 점은 어르신의 일상생활에 큰 변화를 가져온 핵심적인 성과였다.

또 다른 인상 깊었던 사례는, 치매로 인해 거부증이 심해진 어르신에 관한 이야기이다. 해당 어르신은 목욕, 기저귀 교환 등 기본적인 위생 활동을 전면적으로 거부하셨으며 방문요양 급여를 이용하긴 했지만 3개월 동안 요양보호사가 4명이나 교체될 만큼 타인에 대한 거부감이 매우 강한 상태였다. 이처럼 일상생활에 도움이 절실히 필요한 상황임에도 불구하고 대상자를 발굴했을 당시에는 급여 이용이 이미 중단된 상태였다. 이에 공단은 신속하게 사례회의를 개최했다.

우선 대상자를 파악하는 과정에서 치매 관련 치료가 제대로 이루어지지 않고 있음을 확인했다. 그래서 케어조정자 역할을 맡은 공단에서는 보호자 교육을 통해 어르신이 치매 약물을 복용하실 수 있도록 안내했다. 또한 과거에 급여를 제공했던 요양보호사들과 보호자와의 간담회를 열어 갈등을 해소할 수 있는 자리를 마련했다. 그 결과, 치매 약물을 복용함으로써 거부 증상이 점차 완화되었고, 어르신은 다시 목욕과 기저귀 교환 등 개인위생 활동에 도움을 받을 수 있게 되었다. 요양보호사 또한 그동안 쌓였던 감정을 풀고 다시 급여 제공에 참여하면서 서비스가 안정적으로 재개된 의미 있는 사례였다.

이처럼 공단은 사례관리의 케어조정자 역할을 수행한다. 공단 내부 자원은 물론이고 지역사회의 다양한 자원을 파악하고 대상자에게 필요한 자원을 적절히 연계하여 어르신의 욕구를 해소할 수 있도록 지원하고 있다. 나 또한 이 과정에 사례관리자로 참여하며 단순한 자원 연계 이상의 가치를 느낄 수 있었다. 적절한 자원이 연결되고 어르신의 삶에 실제 변화가 생겨날 때마다 '돌봄'의 의미를 다시금 되새기게 됐다. 공단에서의 나의 역할이 단순한 업무를 넘어 한 사람의 일상에 긍정적인 영향을 줄 수 있다는 사실에 큰 보람을 느꼈다.

오늘도 나는 성장 중

현재 나는 새로운 업무 분장으로 인해 이용지원 파트에서 다시 인정관리 파트로 복귀하게 되었다. 지금 맡고 있는 업무는 장기요양 등급판정위원회 운영을 관리하는 일이다. 동해지사 시절에는 직접 회의를 운영하며 간사 역할을 맡았었는데 현재는 지역본부에서 지사의 간사들을 지원하는 역할을 하고 있다. 예전에 경험했던 간사 업무가 이렇게 다시 도움이 될 줄은 몰랐다. 이전에는 장기요양기관을 대상으로 교육을 진행하고 문의에 답변했다면 지금은 지사 직원들에게 교육을 진행하고 문의에 응답하는 역할로 대상이 바뀌었을 뿐, 핵심은 여전히 '지원'과 '소통'을 하는 것이다.

처음 맡은 업무는 신규 담당자 교육이었다. 솔직히 말하면, 당시 내 마음속엔 '지금 내가 오히려 교육을 받아야 할 판인데 누구를 가르친단 말인가?' 하는 불안감이 먼저 들었다. 하지만 예정된 일이었기에 최선을 다해 준비해 보기로 결심했다. 우선 인정관리 지침을 처음부터 다시 정독했다. 동해지사에서 근무하던 시절과 달라진 부분이 많았기에 변경된 내용을 중심으로 공부했다. 주말에도 시간을 내어 여러 교육 자료를 읽고 정리하며 내가 이해한 만큼 상대방도 이해할 수 있도록 구성하려고 애썼다. 지금까지 여러 번 교육을 진행해 왔지만, 그때처럼 자신 없었던 교육은 처음이었다. '내가 잘해 낼 수 있을까? 예상치 못한 질문에 답할 수 있을까?' 하는 걱정이 머릿속을 가득 채웠다.

하지만 다행히도 모든 일을 혼자 하는 것은 아니었다. 같이 교육을 진행하신 과장님께서 내가 놓친 부분은 부연 설명으로 채워 주시고 어려운 질문이 나올 때는 자연스럽게 바통을 이어받아 답변해 주셨다. 그 덕분에 교육은 예상보다 훨씬 매끄럽게 마무리되었다. 며칠간 전전긍긍했던 나 자신이 오히려 조금 우습게 느껴졌을 정도였다. 이렇게 든든한 지원군이 곁에 계셨는데 괜한 걱정을 했던 것이다.

현재도 나는 등급판정위원회 운영을 맡고 있고, 과장님은 인정신청과 조사를 포함한 인정관리 전반을 담당하고 있다. 어떤 날은 피 튀기는(?) 토론을 벌이기도 하고 어떤 날은 힘을 모아 함께 문제를 해결해 나가며 이제는 말 그대로 둘도 없는 짝꿍이 되었다.

공단에는 행정직, 건강직, 요양직, 전산직 등 다양한 직렬이 있으며 하나의 직렬 안에도 수많은 업무가 공존한다. 평생 같은 사무실, 같은 업무만 하며 지내는 사람은 거의 없다. 부서를 옮기고 새로운 업무를 맡게 되더라도 두려워할 필요는 없다. 왜냐하면, 늘 곁에 같이 고민하고 함께 나아가는 사람들이 있기 때문이다. 내 옆의 과장님, 우리 팀장님과 동료 대리님들, 든든한 본부 직원분들과 44개 지사의 실무자들까지, 그들이 있기에 나는 다시 도전하고 또 성장할 수 있다.

이렇게 다양한 사람과 함께 다양한 업무를 접하며 나는 오늘도 한 뼘 더 성장하고 있다.

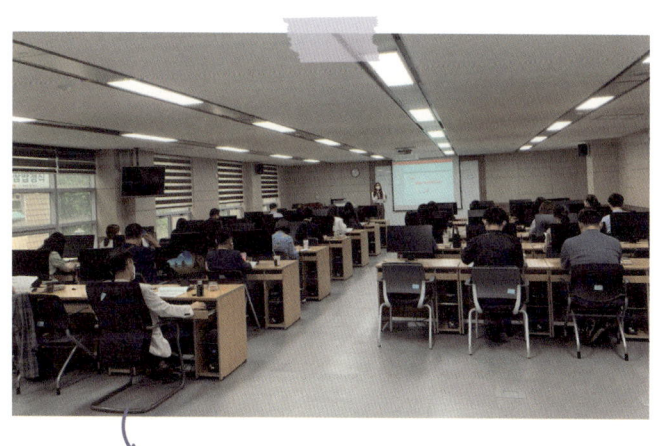

긴장감 속에서 진행된 교육

요양직의 오늘과 내일

연일 언론에서는 '인구감소'와 '고령화'라는 단어가 등장하는데 이는 이제 먼 미래의 이야기가 아닌 지금 이 순간 우리 앞에 놓인 현실이다. 이제는 우리 부모님의 노후를 걱정해야 하고, 내 노후에는 어떤 세상이 펼쳐질지를 생각하면 막연한 두려움이 앞서기도 한다. 고령화는 이제 국민 모두의 관심사가 되었고 그 중심에는 노인장기요양보험 제도가 있다고 생각한다.

2008년 제도 시행 이후, 장기요양 인정자 수가 지속적으로 증가하면서 그만큼 제도의 혜택을 받는 이들도 늘고 있다. 하지만 이용자가 많아지는 만큼 제도의 사각지대와 구조적 허점도 점차 드러나고 있다. 시대가 변하고 국민의 욕구가 다양해짐에 따라 노인장기요양보험 제도도 끊임없이 변화하고 있다. 예를 들어 치매

유병률 증가에 대응해 인지지원등급을 신설하거나 장기요양기관의 부당청구를 막기 위한 신고포상금 제도를 운영하는 등 다양한 보완책이 마련되고 있다. 또한 최근에는 「돌봄통합지원법」시행(2026. 3.)을 앞두고, 공급자 중심의 분절적으로 제공되던 보건의료, 장기요양 및 복지서비스를 대상자 중심의 유기적인 돌봄서비스로 연계 제공하기 위해 노력하고 있다. 그리고 요양과 의료에 대한 필요도를 공통의 기준으로 평가하여 적정 서비스를 제공하기 위한 '통합판정체계' 도입을 준비하고 있다. 이러한 패러다임의 변화는 시설 중심이 아닌 지역사회 중심의 돌봄으로 나아가는 중요한 전환점이라 할 수 있다. 이는 요양직도 단순 심사·조사 업무를 넘어 지역자원과의 연계, 다직종 협업에 대한 이해와 민감성까지 요구되는 새로운 역할을 감당해야 한다는 것을 의미한다.

내가 생각하는 요양직의 미래는 결코 꽃길만은 아닐 것이다. 제도가 계속 변화하는 만큼 우리는 국민의 욕구에 민감하게 반응해야 하고, 변화하는 세대와 노인의 다양한 욕구에 맞춰 지식과 이해의 폭을 넓히기도 해야 한다. 또한 새로운 제도와 전산 시스템을 발 빠르게 학습하여 국민 편의를 높이는 데 앞장서야 한다. 그렇기에 요양직은 평탄하거나 쉬운 길이 아닐 수도 있다. 국민의 관심이 커지는 만큼 응원과 격려뿐 아니라 때로는 비판과 질타도 감수해야 하기 때문이다. 그럼에도 불구하고 이 모든 과정은 국민의 노후 복지 향상에 기여하는 일이며 그렇기에 우리는 큰 자부심을 가지고 업무에 임할 수 있다. 직업으로서 나의 생계를 위한 일이기도 하지만 누군가의 삶에 선한 영향력을 미칠 수 있다는 점이 요양직만의 가장 큰 가치이자 매력이라고 생각한다.

국민건강보험공단을 꿈꾸는 당신에게

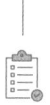

짧다면 짧고 길다면 긴 9년간의 공단 생활을 하는 동안 노인의 삶과 복지에 대한 관심이 이전보다 훨씬 깊어졌다. 예전에는 거리를 시나며 음식점이나 카페에 먼저 눈길이 갔지만 이제는 장기요양기관이 어디에 있는지, 복지용구 사업소가 어디에 있는지를 자연스레 먼저 살피게 되었다.

처음에는 일로서 장기요양제도를 알게 되었고 업무를 하며 어르신들을 만나 뵙게 되었기 때문에 어르신들을 단순히 내가 응대해야 할 민원인으로만 생각했다. 하지만 어르신들과 이야기를 나누고 보호자의 이야기를 듣다 보니 노인은 내 부모님의 미래이고 또 나의 미래라는 생각을 하게 되었다. 그 때문에 내가 하는 이 일에 좀 더 사명감을 갖게 되었다. 내가 하는 일은 우리 부모님을 그리고 나의 노후를 책임지는 일이기 때문이다. 결과적으로 대한민국의 노후 복지를 향상하는 데 한몫하고 있다는 자부심도 생기게 되었다.

우리 주변에는 도움이 절실히 필요하지만 우리가 알지 못하는 사각지대에 처해 있는 사람이 많다. 과학과 문명이 고도로 발달된 대한민국이지만 아직까지도 끼니와 추위를 걱정해야 하는 어르신이 많이 있다. 우리 국민건강보험공단은 어르신들이 건강하고 행복한 삶을 누릴 수 있도록 최선을 다할 것이며 또한 보호자들이 마음 편히 어르신들을 모실 수 있도록 품격 높은 장기요양제도를 유지하기 위해 끊임없이 노력할 것이다.

이 글을 마치며 나의 이직 여정을 천천히 돌아보게 되었다. 처음 마음을 먹었던 순간의 막막함, 낯선 시험과 제도에 대한 혼란 그리고 밤낮으로 반복했던 수많은 검색과 고민들. 때로는 이 길이 맞는지 확신이 서지 않아 조급해지고, 때로는 결과를 알 수 없는 준비에 지치기도 했다. 그러나 그 모든 순간은 결국 지금의 나를 만들었고 나를 국민건강보험공단이라는 새로운 길 위에 세워주었다.

공단을 준비하는 과정은 단순한 취업 준비가 아니었다. 익숙했던 간호사라는 정체성을 넘어 '공단인'이라는 새로운 존재로 거듭나는 과정이었다. 새로운 언어를 익히고 생소한 제도를 이해하며, 간호의 시야를 넘어 국가 복지의 틀 속에서 나의 역할을 다시 그려보는 시간이었다. 단순히 일자리를 구하는 것이 아니라 더 넓은 세상에서 내가 할 수 있는 일에 대해 고민하고 또 준비했던 날들이었다.

그 과정에서 가장 외로웠던 건, '나만 이렇게 낯설고 어렵게 느끼는 건 아닐까' 하는 생각이었다. 그래서 이 책을 쓰기로 마음먹었다. 이 여정이 당신만의 것이 아님을, 그 두려움과 고민이 결코 혼자만의 것이 아님을 말해 주고 싶었다. 나도 그랬고 내 동기들도 그랬다. 하지만 그 낯선 첫걸음을 내디뎠기에 우리는 지금 이 자리에 서 있다.

이 책을 통해, '준비'라는 단어가 막막함이 아닌 가능성으로 다가가길 바란다. 처음은 누구에게나 어렵고 두렵다. 그러나 그 시작을 선택했다는 사실만으로도 당신은 이미 한 걸음 더 나아간 사람이다. 앞으로 맞이할 수많은 도전 속에서도 지금의 이 용기를 기억하길 바란다. 내가 그러했듯이 당신도 언젠가 이 길의 끝에서 고개를 끄덕이며 말하게 될 것이다. "그때, 준비하길 참 잘했다."라고.

당신의 새로운 시작을 진심으로 응원한다. 그리고 당신의 발걸음이 또 다른 이에게 용기를 주게 되기를 바란다.

3장

국민건강보험공단 이야기

1. 임신·출산·육아 관련 지원

우선 우리 공단이 자랑하는 복지 중 원톱은 임신·출산·육아 관련 복지라고 생각한다. 먼저 임신 단계에서는 임신 사실이 확인되면 임신 전 기간에 걸쳐 임산부 단축근무가 가능하다. 또한 임신 12주 이하 여성 직원의 경우에는 임신 초기 안정가료 휴가를 5일 동안 사용하여 휴식을 취할 수 있다. 임신 직원 정기검진을 위한 휴가도 따로 준비되어 있는데 28주 미만은 월 1회, 28주 이상 37주 미만은 2주당 1회, 37주 이상은 주 1회를 쓸 수 있다. 인공수정 또는 체외수정 등 난임치료시술을 받는 직원의 경우에는 시술 종류에 따라 2~4일의 특별 휴가를 사용할 수 있다. 임산부 등록을 한 월부터 출산장려수당이 지급되며 임신·출산 관련 서적, 전자파 차단 담요 등 임신 직원 보호용품(물품 구성은 수시로 변동)을 받을 수 있다.

출산 시기가 되면 출산 전후 휴가를 사용할 수 있다. 임신 직원은 일태아이면 90일, 다태아이면 120일의 휴가를 쓸 수 있다(2025년 2월 23일 이후에는 미숙아를 출산한 경우 10일 추가 사용이 가능하게 됐다). 배우자가 출산한 남성 직원의 경우에도 배우자 출산휴가 10일 사용이 가능하다. 혹시 임신 중에 유산·사산을 하는 경우에는 16주 미만이면 10일, 16주 이상~28주 미만이면 60일, 28주 이상이면 90일 동안 휴가를 사용하여 몸과 마음의 안정을 취할 수 있게 한다. 임신 중에 유산·사산한 배우자를 둔 남성 직원도 28주 미만이면 3일, 28주 이상이면 10일의 휴가를 사용할 수 있다. 출산 시 출산격려금과 함께 배냇저고리, 손싸개, 발싸개, 모자 등 출산 축하 선물(물품은 수시로 변동)을 받을 수 있다.

육아 단계가 되면 만 8세 또는 초등학교 2학년 이하 자녀 양육 직원은 육아휴직 사용이 가능하다. 부부 동시에 사용이 가능하며 자녀당 법률상 휴직 1년(2025년 2월부터 부부 모두 육아휴직 3개월 사용하거나 한부모 가정 또는 중증장애아동의 부모는 6개월 추가 사용 가능)과 공단 휴직 2년으로 총 3년(법정 1년 6개월 포함) 동안 육아휴직이 가능하다. 육아휴직급여는 1자녀당 최대 1년간 지원하며 부부가 동시에 사용하는 경우에도 두 사람 모두 급여 신청을 할 수 있다. '아빠 육아휴직 보너스' 제도라는 것도 있는데 같은 자녀에 대해 부모가 육아휴직을 하는 경우, 두 번째 사용자(주로 아빠)의 첫 3개월 급여는 통상임금의 100%로 상향 최대 월 300만 원을 지급한다. 또한 2024년 1월부터 부모육아휴직제가 확대되어 자녀 생후 18개월 내 부모가 동시에 또는 순차적으로 육아휴직을 하면 첫 6개월에 대해 부모 각각 육아휴직급여 지급액을 상향(450만 원까지)하고 상한액도 단계적으로 상향한다.

우리 공단은 자녀 양육을 위한 다양한 제도도 운영하고 있다. 초등학생 이하 자녀 양육 직원에게는 육아기 단축근로제도를 이용하여 육아를 지원한다. 육아기 단축근로는 전환형 4시간 혹은 전환형 6시간 중 선택하여 사용할 수 있다. 만 8세 이하 자녀양육 단축근무도 사용 가능한데 이는 자녀 수와 상관없이 재직 기간 중 총 36개월 동안 사용이 가능하다. 또한 초등 1학년에 재학한 전 기간에 초등 1학년 자녀 양육 단축근무 사용이 가능하며 이는 부부가 동시에 사용할 수도 있다.

단축근로제도뿐만 아니라 초등학생 이하 자녀 양육 직원을 위하여 시차출퇴근제도도 운영하고 있다. 육아를 목적으로 사용 시 기간 제한 없이 출퇴근 시간을 조정할 수 있는 제도이다. 예를 들어 시차 C형의 경우에는 기본 출퇴근 시간보다 30분씩 조정된 9시 30분부터 18시 30분이 기본 근무시간으로 세팅된다.

고등학생 이하 자녀를 양육하고 있는 직원은 어린이집 및 학교 각종 행사(상담 포함) 혹은 병원 진료를 위하여 자녀돌봄휴가(유급)를 1년에 2일 사용할 수 있으며 자녀가 2명 이상이면 3일 사용이 가능하다. 또한 초등학생 이하 자녀를 양육 중인 직원은 가족

돌봄휴가(무급)를 연간 10일 동안 사용할 수 있다.

이렇게 다양한 임신·출산·육아 관련 복지제도 덕분인지 우리 공단 내부에는 사내 부부도 많고 출산율도 높은 편인 것 같다. 저출산·고령화 시대를 극복하기 위하여 공단은 건강보험, 노인장기요양보험뿐만 아니라 사내 복지제도에도 심혈을 기울이고 있다.

2. 대학(원) 학위과정 지원

임직원의 학습 기회 부여를 통해 전문 역량을 높이고 분야별 인재 양성을 위하여 공단 업무와 관련된 학과에 재학 중인 직원에 대하여 자격요건이 부합하면 학위과정별로 최대 4학기 동안 지원학기 등록금 일부를 실비 지원하고 있다. 또한 우리 공단은 정규야간대학(대학원 포함)에 재학 중인 직원의 경우, 수업이 있는 날에는 1시간 조기 퇴근을 할 수 있도록 하여 학업을 지원하고 있다.

3. 국외학술연수 운영

외국 대학(원), 연구기관 등과의 교류 협력으로 국제적 경쟁력과 전문 지식을 갖춘 건강보험 미래 인재를 육성하기 위하여 국외학술연수 제도를 운영하고 있다. 자격요건을 갖춘 대상자가 지원하면 서류 심사, 다면 평가, 외국어 인터뷰, 면접 심사 등을 통하여 선발 절차를 진행한다. 현재도 미국, 영국, 대만, 일본 등 다양한 국가로 파견되어 각 나라의 건강보험제도 관련 연구를 활발히 진행 중인 직원들이 있다.

4. 인재개발원

우리 공단은 제천에 인재개발원을 운영하고 있다. 다양한 직렬과 업무가 존재하고 시시각각 정책과 제도가 바뀌기 때문에 직원의 전문성을 향상하기 위해 교육을 전담하고 있다. 인재개발원 내에는 사내교수제도도 운영되고 있어 전문적인 강사에게 양질의 교육을 제공받을 수 있다. 그뿐만 아니라 주말에는 가족소통캠프를 운영하여 직원들이 가족과 함께 휴식을 취할 수 있는 기회도 제공한다. 가족소통캠프는 매주 추첨을 통해 운영되고 있으며 이용한 직원의 후기에 따르면 가족들에게 자연스럽게 회사를 소개하며 회사에 대한 자부심과 애사심이 향상되었다고 한다.

5. 가족과 함께하는 시간

우리 공단은 요즘 트렌드에 맞게 워라밸(Work-life balance)을 중요시하는 곳이다. 특히 가족과 함께하는 시간을 중요하게 생각하는데 이를 확보하기 위하여 월 2회 조기퇴근 제도를 운영하고 있다. 16시부터 퇴근이 가능하며 해당 월 중 시간을 정산한다.

동료 인터뷰

1. 건강직 직원

자기소개를 해주세요.

안녕하세요, 2018년도에 국민건강보험공단에 입사하여 만 7년째 근무하고 있는 건강직 직원입니다. 지사 자격부과부를 거쳐 현재는 지역본부 요양기관지원부에서 근무하고 있어요.

병원에서 원래 어떤 업무를 하셨나요?

외과계 중환자실에서 3년여 근무했어요. 메인은 흉부외과였지만 산부인과와 정형외과 환자들도 종종 입원했어요.

이직을 하게 된 계기가 무엇인가요?

친한 친구도 이직을 했고 3교대를 하면서 수면 리듬이 계속 깨져서 체력적으로 힘들었어요. 밤 근무 시 불면증이 반복되어 지쳐가던 중 이직을 결심하게 되었어요.

어디로 이직하고자 하셨나요?

국민건강보험공단 건강직, 국민연금공단 및 근로복지공단 심사직 등을 준비했었는데 마침 퇴사 시점에 국민건강보험공단 채용 공고가 올라왔어요. 당시 근로복지공단과도 채용 기간이 겹쳐서 NCS 시험 당일 국민건강보험공단 시험을 보고 퀵을 타고 이동하여 근로복지공단 시험을 봤던 에피소드가 있어요.

이직 준비는 어떻게 하셨나요?

먼저 병원 재직 중에는 보험심사 관리사 자격증을 취득했고, 퇴직 후에는 NCS와 토익 공부를 했어요. 채용 공고가 뜬 후에는 본격적으로 자기소개서 작성을 했죠. 그 당시 유명했던 자기소개서 첨삭 강의를 들었었는데 네이버 스트리밍으로 진행했어요. 당시 유행했던 영수증 리뷰 프로그램처럼 신청한 자기소개서를 신랄하게 비판해 주는 프로그램이었어요. 이 영상이 자기소개서 작성에 많은 도움이 되었어요. 또한 한 강사의 공기업 NCS 면접 서적을 참고하고 유튜브에 게시되어 있는 EBS 면접 영상을 활용하여 면접을 준비했답니다.

왜 건강직으로 지원하셨나요?

요양직 직렬의 특성상 간호사, 사회복지사, 물리치료사, 작업치료사 자격이 있으면 가능하기 때문에 건강직에 비하여 경쟁률이 높다고 생각했어요. 또한 요양직은 출장이 잦고 어르신들을 조사하는 일이기 때문에 외향적인 성격이 필요하다고 생각하여서 기피했어요.

건강직은 어떤 업무인가요?

건강직은 국민의 건강과 안녕을 책임지는 직군으로서 건강관리사업 내 금연치료지원사업을 수행해요. 금연에 적극적인 대상자에게 치료비와 약제비를 지원하고, 대사증후군이나 만성질환을 가지고 있는 건강보험 가입자에게 상담과 교육, 혈압·혈당 자가측정기를 대여해 주기도 한답니다.

또한 공단 검진이 잘 실시되고 있는지 검진기관에 대한 관리감독도 진행하고 있으며 전년도 미수검자 등록을 통해 전년도에 받지 못한 건강검진을 당해 연도에도 받을 수 있도록 도와줘요. 영유아 검진도 도와주는데 특히 2022년부터는 영유아 검진을 1회 확대 시행하기로 결정하여 영유아의 건강을 책임지는 역할을 하고 있어요.

지사에서 어떤 업무를 하셨나요?

지사 근무 시절에는 자격부과부에서 근무했어요. 원래 건강직은 건강검진과 관련된 업무를 해야 하지만 지사 사정으로 인하여 건강보험과 관련된 업무를 하는 경우가 많아요. 자격부과부의 업무는 건강보험 자격 관리 업무와 건강보험료 부과 업무, 이렇게 크게 두 가지로 나눌 수 있어요. 여기에 가입 형태(직장가입자/지역가입자)에 따라 업무가 다시 세분화되어 총 네 가지 범주로 구분됩니다. 저는 그중 지역가입자의 건강보험료를 산정하고 부과하는 업무인 지역부과 업무를 담당했어요. 지역가입자의 건강보험료는 가입자의 소득과 재산 등에 따라 보험료가 달라지는데 공단은 가입자의 소득과 재산을 조사한 후

그에 맞는 건강보험료를 부과하죠. 이 업무는 가입자가 납부해야 하는 보험료와 직결되기 때문에 국민의 관심이 높은 업무예요. 내방, 유선, 팩스 등 다양한 창구를 통해 많은 민원을 응대하고 있어서 피로할 때도 있지만 공정한 부과와 국민건강보험 재정을 위한 업무를 하고 있다는 자부심을 가지고 있어요.

지역본부에서는 어떤 업무를 하시나요?

지역본부에서는 중복, 부당 청구 등 부당한 방법으로 지급받은 급여비용을 요양기관(병원)으로부터 환수하는 업무를 맡고 있어요. 먼저 요양기관에서 건강보험 가입자에게 의료서비스를 제공한 후 보험자(공단)에게 요양급여비용을 청구하여 심사·지급된 건에 대하여 급여의 적정 여부를 재확인해요. 그 결과 중복, 부당 청구 등 부정한 방법에 의하여 지급받았음이 확인되면 그 비용의 전부 또는 일부를 요양기관으로부터 환수하는 업무를 하고 있어요.

이 업무를 처음 맡았을 때는 '환수'라는 업무 특성상 매우 민감하고 정확도를 기하는 사항이기 때문에 관련 법률과 판례 등을 공부하는 것이 어려웠어요. 현재까지도 문서를 기안할 때 단어 하나하나를 고심하며 작성하고 있어요. 어려운 업무이기에 긴장도가 높은 편이지만 이를 통하여 건강보험재정의 누수를 방지하는 데 힘쓰고 있다는 것에 자부심을 느끼며 업무에 임하고 있답니다.

이직 후 만족하셨나요? 이직 후 장점과 단점에 대해서 자유롭게 말씀해 주세요.

처음엔 3교대로 근무하던 병원과 달리 적은 월급 때문에 당황했지만 수평적인 사내 문화와 자유로운 분위기 그리고 직원을 위한 다양한 복지제도가 이를 충분히 커버할 수 있다고 생각해요. 그리고 무엇보다 자유롭게 연차를 사용하고 상대를 존중해 주는 문화가 만족스러워요.

마지막으로 취업 준비생에게 하고 싶은 말이 있다면?

경제적인 것에 좀 더 중점을 두고 있다면 공공기관보다는 사기업을 추천해 드려요. 하지만 공익을 위하는 일에서 느끼는 보람을 추구하신다면 공공기관을 추천드려요. 악성 민원을 받아 마음이 힘들 때도 있지만 민원인께서 우리의 노고를 알아주시고 만족스럽게 상담을 끝낼 때면 국민 편의 향상에 기여했다는 뿌듯함을 느낄 수 있어요. 국민의 건강과 국가적 제도를 위해 한몫한다는 생각으로 임하신다면 충분히 원하시는 결과를 얻을 수 있을 거예요.

2. 행정직 직원

자기소개를 해주세요.

안녕하세요. 저는 2021년도에 입사하여 현재 지사에서 자격부과 업무를 하고 있는 직원입니다.

병원에서 원래 어떤 업무를 하셨나요?

내과계 중환자실에서 6년간 근무하며, Duty에 할당된 Assign 환자에 대한 간호 수행이 주 업무였어요. 주로 V/S 및 I/O check 등 환자 모니터링, Ventilator, CRRT, ECMO 등 의료장비 점검·관리를 했죠. 프리셉터 업무로서 신규 간호사 교육을 진행하기도 하였으며 부서 내의 업무 매뉴얼도 개정했어요.

이직을 결심하게 된 계기는 무엇인가요?

내과계 중환자실 특성상 노령의 만성질환을 가진 중환자들이 대부분이라 정상적으로 회복하여 퇴원하는 Case보다는 대부분 환자의 임종을 지켜봐야 하는 경우가 많았어요. 병원에 오래 근무하며 중환자의 회복이나 편안한 임종을 위해 열심히 노력했지만, 그동안의 지식과 경험을 바탕으로 건강한 상태의 일반인 대상 건강관리를 위해 노력한다면 앞으로의 환자 발생을 줄일 수 있지 않을까 하는 생각에 이직을 결심하게 되었어요.

또한 당시 29세의 나이에 미래를 계획해 봤을 때, 다른 분야로 이직할 수 있는 시기는 지금뿐이라는 생각에 마지막으로 도전해 보자는 생각이 들어 퇴사했어요.

어디로 이직하고자 하셨나요?

처음에는 병원에서 주로 사용하는 Ventilator나 CRRT 등 의료기기 회사의 교육간호사를 지망했어요. 병원 근무 당시 의료기기 업체에서 분기별로 의료기관에 출장을 나와 교육을 진행하곤 했는데 교육하는 직원이 대부분 간호사 출신이라고 알고 있었거든요. 3년간 프리셉터로 활동하기도 했고 업무 매뉴얼을 개정한 경험도 있는 만큼 의료기기에 대한 이해도가 높고 관심이 있었기 때문에 그러한 교육간호사를 희망했어요. 하지만 당시 코로나19 대유행 상황으로 업체 교육 출장이 잠정 중단되었고, 그에 따라 각 기업의 교육간호사 채용이 없어져서 의료기기 회사의 교육간호사로 이직하는 꿈은 접게 되었어요.

이직 준비는 어떻게 하셨나요?

국민건강보험공단으로 이직을 결심한 직후 스펙을 위해 자격증을 취득할 준비를 했어요. 기본적으로 필요하다고 생각한 컴퓨터활용능력 1급을 제일 먼저 준비했어요. 필기는 기출문제와 예상문제집을 통해 독학했고 실기는 한 달간 학원에서 수강하고 기출문제를 집에서 연습했어요. 이후 토익학원에 다니며 토익 점수를 만들었고 한국사능력검정시험도 인터넷 강의로 독학했어요.

왜 행정직으로 입사하였나요?

간호사 면허로 지원 가능한 직렬에 건강직과 요양직이 있었고 행정직은 면허가 필수요건은 아니지만 지원 조건을 갖춘다면 지원이 가능했어요. 저는 운전면허를 취득한 후 단 한 번도 운전해 본 적이 없었기 때문에 자가 운전을 해야 하는 출장 업무에 대한 걱정이 있어 요양직보다는 건강직 또는 행정직을 지원하고자 했어요. 그리고 행정직은 건강직과는 달리 모집 인원이 많은 점도 하나의 지원 동기가 되었죠.

국민건강보험공단에서 인턴으로 먼저 일한 경험이 있으시다고 들었어요. 인턴 지원 과정과 인턴 생활의 장단점에 대해 말해주세요.

국민건강보험공단에 입사하고자 마음을 굳힌 뒤로는 인터넷에서 공단에 대한 자료를 수집했어요. 그러면서 공단 내부 분위기나 업무처리 과정 등을 직접 경험해 보고 싶은 생각에 인턴에 지원하게 되었어요. 아무래도 이러한 공단의 내부적인 요소를 체험할 수 있다는 점이 인턴 생활의 최대 장점인 것 같아요.

또한 취업 준비 중에는 같은 부서의 직원들로부터 취업 전형에 대한 경험담과 조언을 받을 수 있었고, 입사를 한 지금은 제게 어려운 일이 있거나 기쁜 일이 있을 때 같이 인턴으로 근무했던 직원들이 저에게 힘이 되어 주셔서 항상 감사한 마음이에요. 인턴의 단점은 없었던 것 같아요. 국민건강보험공단을 준비하는 취업 준비생이라면 꼭 한 번쯤은 경험하는 것을 추천한답니다!

인턴의 업무에 대하여 간단히 말씀해 주세요.

공통적으로는 팩스 및 고객센터 이관 건, 수신 문서 배분 및 수신 전화 상담 등의 간단한 업무를 수행해요. 하지만 발령 부서에 따라 인턴이 맡게 되는 업무가 매우 다를 수 있어요.

보통 장기요양센터에서는 등급판정이나 본인부담금의 산정비율 상담, 비콘이나 태그 제공 등의 업무를 하는데 제가 근무 중인 자격부과부에서는 부과체계 상담과 주로 발급하는 간단한 서류 발급 및 신청서 접수 등의 업무를 수행해요. 그 외에도 부서원들께서 부탁하시는 일을 하게 되고요. 이러한 업무 중간에 시간 여유가 있을 때에는 회사 내부 인터넷망을 통해 업무와 관련된 법령에 대해서 공부하기도 했어요.

현재 지사에서는 어떤 업무를 하시나요?

지사에는 크게 6개의 부서가 있어요. 그중에서도 제가 속한 부서는 자격부과팀으로 제가 맡은 업무는 자격부과 민원대이고, 고유 업무는 직장가입자 피부양자와 지역 자격이에요. 민원대 업무로는 주로 건강보험 자격 변동 신고와 건강보험료 산정에 변동이 있는 경우에 조정 업무를 수행해요. 고유 업무로는 소속 지사의 피부양자 변동 관련 수신 전산자료 및 팩스자료 등의 처리와 전화 민원 상담의 업무를 수행해요.

이직 후 만족하셨나요? 이직 후 장점과 단점에 대해서 자유롭게 말씀해 주세요.

워라밸 측면에서는 100%로 만족해요. 퇴근 후에도 언제 병원에서 연락이 올지 몰라서 불안했던 예전과 달리 내 업무가 정해져 있고 (병원에서처럼 인계 후에 퇴근하는 것이 아니라) 모두 같이 퇴근하기 때문에 퇴근 후와 주말에 자유를 누릴 수 있어요. 맡은 업무나 시기에 따라 다르지만 '칼퇴'가 가능하다는 점이 최고 장점이라고 생각해요.

다만 병원 중환자실에 근무할 때는 폐쇄적인 환경이라 보호자 민원 등을 드물게 겪었던 반면, 근무시간 내내 민원 업무를 처리해야 한다는 점 그리고 그 민원이 악성 민원인 경우에는 업무처리가 상당히 곤

란하다는 점이 단점이라고 생각해요. 또한 유니폼을 입어 출퇴근 복
장이 자유로웠던 전과는 달리 어느 정도는 갖춰 입어야 한다는 점도
조금은 단점이 될 수 있을 것 같아요.

마지막으로 취업 준비생에게 하고 싶은 말씀이 있다면?

경력직 간 경쟁이 필요한 요양직이나 건강직과는 달리, 저의 간호사
로서의 경력과 다양한 업무 경험이 행정직으로서의 강점이 되었다고
생각해요. 갈수록 취업문이 좁아지고 있지만 이러한 강점을 살려 서
류 접수와 면접에서 차별화를 보인다면 경쟁력이 있죠. 이직하기 전
에는 병원이 전부인 줄 알았고 간호사는 임상간호사로서만 근무하는
줄 알았는데 병원 밖의 세계는 훨씬 넓다는 것을 퇴사 후에야 알게 되
었어요. 포기하지 마시고 병원 밖으로 도전하는 것을 추천합니다. 여
러분의 이직을 응원합니다!

3. 연구원 요양직 직원

자기소개를 해주세요.

저는 2016년도에 입사한 요양직 직원입니다. 현재는 본부 건강보험
연구원에서 근무하고 있어요.

**병원에서 원래 어떤 업무를 하셨나요? 임상간호사로서 필요한 역량
은 무엇이라고 생각하시나요?**

공단에 입사하기 전에는 대학병원 신생아집중치료실(NICU)에서 3

년간 근무하였습니다. NICU에서는 주로 임신 37주 이전에 태어난 미숙아를 케어하는데 의사소통이 가능한 성인과 달리 아프거나 불편해도 표현할 수 없다는 점이 성인을 간호하는 다른 병동과 다른 점이라고 할 수 있을 것 같아요. 또한 신생아, 특히 미숙아는 몸무게가 1~2kg으로 보통 1kg대예요. 그러다 보니 약물을 투여할 때에도 환자를 여러 차례 확인하고, 약물과 용량에 오류가 없는지를 주의 깊게 확인하는 것이 무엇보다 중요했어요.

병원에서의 경력이 길지 않지만 임상 NICU 간호사로서 필요한 역량이 무엇이었는지 되짚어 보면 주의 깊은 관찰력과 사소한 부분도 지나치지 않고 확인하는 습관이지 않을까 하는 생각이 들어요. 어른은 말, 행동, 표정으로 통증과 불편감을 표현할 수 있지만 신생아는 통증과 불편함을 표현하는 방식이 어른과 다르기 때문에 여러 가지 부분에서 어려운 점이 있었어요. 신생아의 사소한 행동 하나, 찡그린 표정 그리고 울음소리까지 모든 표현이 불편함을 나타내는 수단일 수 있기 때문에 성인 간호에 비해 섬세함이 더 필요했던 것 같습니다.

이직을 하게 된 계기가 무엇인가요?

여느 임상간호사와 같이 3교대 근무의 힘듦이 이직의 가장 큰 이유였고 흔히들 이야기하는 저녁이 있는 삶을 누리고 싶다는 것이 두 번째 이유였어요. 그리고 세상에 나와 빛을 보기도 전에 세상과 작별하는 아기, 눈물로 이별하는 부모님의 모습을 보는 것이 힘들었어요. 다른 병동으로의 이동도 고민해 보았지만 앞서 말했던 교대근무의 단점과 저녁이 있는 삶을 살고 싶다는 이유 때문에 이직을 결심하게 됐어요.

어디로 이직하고자 하셨나요?

가장 먼저 간호사 면허증과 임상 경력을 가지고 이직할 수 있는 곳을 찾아보았어요. 그중 생각해 두었던 곳이 지금 다니고 있는 국민건강보험공단과 건강보험심사평가원이었어요. 국민건강보험공단은 간호사 면허를 가지고 지원할 수 있는 직렬이 요양직과 건강직이었고 건강보험심사평가원은 심사직에 지원이 가능했죠.

그래서 가장 우선순위에 있었던 국민건강보험공단에 먼저 지원하기로 결심했고 요양직과 건강직 중 어떤 직렬을 선택해서 지원할지 결정해야 했어요. 공단 홈페이지, 합격 수기, 현직자의 이야기 등 다양한 정보를 통해 각 직렬이 하는 일과 장단점을 찾아보고 제 적성에 더 맞겠다고 생각했던 요양직에 지원해 좋은 결과를 얻었어요.

이직 준비는 어떻게 하셨나요?

저는 입사가 결정되고 퇴사를 했기 때문에 다른 사람들처럼 많은 것을 준비하지는 못했던 것 같아요. 하지만 이직을 염두에 두었던 기관들에 대해 검색해 보았어요. 홈페이지에 들어가 그 회사의 비전, 목표, 채용 등등 여러 부분을 살펴보고, 지난 채용 공고에 들어가 필요한 자격 조건, 우대 자격과 같이 도움이 될 만한 정보를 수집했어요. 그리고 합격 수기를 읽어보고 어떠한 조건을 가지고 합격했는지 찾아본 뒤 나름대로 정리도 해보았어요.

많은 기관이 한국사검정시험, 컴퓨터활용능력 등의 자격증을 우대하고 있어 준비를 했지만 공고 기간과 시기가 맞지 않아 우대 자격을 취득하지는 못했어요. 하지만 지금에 와서 돌이켜보면 병원에서 임상경력을 쌓은 것이 이직을 위한 가장 중요한 준비였지 않나 하는 생각이 듭니다.

왜 요양직으로 입사하였나요?

취업 준비생의 입장에서 제일 먼저 고려했던 건 아무래도 채용 인원 수였고, 그다음에 생각했던 부분이 어떤 업무를 하느냐였어요. 주로 출장 업무를 수행하는 요양직 업무, 행정직과 유사하게 내근 업무를 하는 건강직 업무 중 어떤 게 내 적성과 맞을지 고민하다가 요양직으로 입사를 결정했어요. 요양직은 비나 눈이 오는 궂은 날씨에도 출장을 나가야 하는 어려움이 있지만 화사한 봄날, 맑은 가을날 출장길에 보는 높은 하늘에서 그 계절을 느낄 수 있는 소소한 행복이 있으니까요. 어떤 직렬의 업무가 자기 성향과 적성에 맞는지를 고려해서 입사하는 것을 추천드려요.

지사 생활에 대해 간단히 말씀해 주세요.

각 도시의 특성이 워낙 다양하고 업무마다 경험하는 것이 다르다 보니 다른 지사와는 다를 수 있어요. 제가 근무했던 곳은 시골에 있는 작은 출장소였고 총 근무 인원은 10명 정도였어요. 논에 차가 빠지는 일, 내비게이션에도 나오지 않는 산 중턱에 있는 집에 출장 갔던 일 등 힘든 적도 많았지만 어르신들에게 도움이 된다는 기쁨이 더 컸던 것 같아요. 인정조사 외에는 등급판정위원회를 진행하고 운영하는 간사 업무를 했어요.

어떻게 건강보험연구원으로 가게 되었고, 현재 어떤 업무를 하는지 간 단하게 말씀해 주세요.

지사에서 1년 반 정도 근무했을 때 본부 근무 제안을 받아서 인사이동 을 하게 되었어요. 그 당시만 해도 본부 근무나 특정 부서 근무를 희망 했던 것이 아니었기 때문에 정확히 무슨 업무를 하는지도 모른 채 인 사이동을 하게 됐죠.

지금은 장기요양과 관련된 연구 업무를 수행하는 부서에서 6년째 근 무하고 있고, 특정 업무만 하는 부서가 아니기 때문에 일반 지사에서 하던 일과 다른 종류의 업무를 하고 있어요. 매년 연구원에서는 건강 보험과 장기요양에 관련된 다양한 정책보고서를 발간하고 있는데, 저는 그중 장기요양과 관련된 몇 가지의 연구 프로젝트에 참여하고 있어요.

이직 후 만족하셨나요? 이직 후 장단점에 대해 간단하게 말씀해 주세요.

우스갯소리로 모든 직장인이 사직서를 품고 일을 한다고 하듯 저도 그만두고 싶을 때도, 힘들 때도 있지만, 이직을 후회한 적은 없었던 것 같아요. 가끔 월급 통장을 볼 때 병원에 있었다면 어땠을까 하는 생각 을 하곤 하지만 전반적으로는 만족스러워요.

이직 후 가장 좋았던 점은 점심시간이 1시간이라는 점이었어요. 병원에서는 항상 시간에 쫓기듯 밥을 빨리 먹어야만 했었는데 지금은 함께 밥을 먹는 사람과 이야기를 나누고 온전히 그 시간을 즐길 수 있어서 그게 소소하지만 큰 장점인 것 같아요. 그리고 저녁 시간이나 주말에 가족과 함께할 수 있다는 점, 일에 지장을 주지 않는 선에서 자유롭게 휴가를 사용할 수 있다는 점이 좋았어요.

그리고 다양한 전공을 가진 사람들을 만나다 보니 생각의 범위가 좀 더 넓어졌다는 것이 또 하나의 장점이에요. 회사의 특성상 간호사만 근무하지 않고 다양한 전공의 직원들과 함께 일하기 때문에 같은 문제를 다른 시각에서 바라보고 이야기하는 것이 색달랐어요. 물론 같은 전공의 사람들끼리는 통하는 점이 많고 공감대도 많지만 다른 전공과 관심사를 가진 사람들과의 소통은 다른 시각으로 세상을 바라보는 데 많은 도움이 되었어요.

단점은 아무래도 월급이 병원보다 낮다는 점인데 야근이나 특근이 많지 않아서 어쩔 수 없는 부분인 것 같아요.

마지막으로, 취업 준비생에게 하고 싶은 말씀이 있다면?
많이들 들은 이야기겠지만 임상 경력은 최소 1년, 조금 더 욕심낸다면 3년 정도는 쌓았으면 좋겠어요. 저 또한 임상 경력이 길지는 않아서 가끔 '병원 경력을 더 쌓았더라면 조금 더 도움이 되지 않았을까' 싶은 마음이 들어요.

병원에 근무할 때 1년도 채 버티지 못하고 그만두려고 했던 후배들에게 이렇게 얘기한 적이 있어요. 힘들게 버텨온 간호대학 4년, 부모님이 보태 주신 대학등록금, 어렵게 들어온 대학병원 커리어를 왜 선생님의 인생에 도움이 되지 않는 사람 때문에 포기하려 하는지, 내 인생에 점 하나도 찍지 못할 사람 때문에 포기하기에는 아깝지 않냐고 말이에요. 본인이 가려고 하는 길에 돌멩이 하나가 놓여 있다고 해서 지레 겁먹고 뒤돌아가지 않았으면 좋겠어요. 길옆으로 치우고 갈 수도, 발로 차고 갈 수도, 그냥 두고 돌아갈 수도 있으니까요.

그리고 간호사 면허를 가진 선생님들은 생각보다 더 많은 걸 할 수 있고, 많은 길이 있다는 점을 알았으면 좋겠어요. 무엇이 되었든 선생님이 가는 길이 선생님의 길이랍니다. 언제든 하고 싶은 일이 있을 때, 가고 싶은 곳이 있을 때는 주저하지 마시고 도전하시길 바라요.

최신 채용 정보 안내

국민건강보험공단 2025년 상반기 채용 정보

(출처: 국민건강보험공단 홈페이지, https://www.nhis.or.kr/)

채용 정보는 매번 변경되므로 정확한 내용은 국민건강보험공단 홈페이지 채용 정보를 확인

- **채용 절차:** 전형 단계별 합격자에 한하여 다음 전형 응시 기회 부여

공고·접수	서류심사	필기시험
온라인	정량 정성	NCS 직무(법)

→ (공고·접수 → 서류심사 → 필기시험 →)

인성검사	증빙 제출	면접시험	수습 임용
온라인	진위 일치 여부	경험행동 상황 토론	최종 합격

1. 지원서 접수: 온라인 접수만 가능

* 자기소개서 항목 비교

2024년 하반기	2025년 상반기
1. 다른 사람과 소통할 때 고수하는 자신만의 신념에 대해 설명하고, 이러한 신념이 생기게 된 배경과 지키기 힘들었지만 끝까지 지켜낸 경험에 대하여 주변 반응을 포함하여 구체적으로 기술해 주시기 바랍니다.	1. 지금까지 '자신보다는 타인을 위해 행동했다'고 자부할 만한 행동은 무엇이며, 당시 그렇게 행동을 한 이유와 결과를 포함하여 구체적으로 기술해 주시기 바랍니다.
2. '꼭 지켜야만 하는 규칙'에 대한 본인의 기준이 있다면, 기준을 가지게 된 계기와 해당 기준을 가지고 행동했던 과정에서 느꼈던 점을 포함하여 구체적으로 기술하여 주시기 바랍니다.	2. 공직자가 꼭 지켜야 할 윤리의식은 무엇인지 설명하고, 해당 윤리의식을 지키기 위해 평소 본인이 실천하고 있는 행동과 생각을 구체적으로 기술해 주시기 바랍니다.

3. 더 높은 목표를 위해 남들이 흔히 가는 길 외에 본인만이 선택하고 도전하여서 성공 혹은 실패한 경험에 대하여 남들과 다른 길을 선택한 이유와 당시 배운 점을 포함하여 구체적으로 기술해 주시기 바랍니다.

4. 다른 사람과 차별화된 본인만의 노하우나 특기, 전문성 한 가지에 대해 설명하고 해당 노하우가 국민건강보험공단에 필요하다고 생각하는 이유와 이를 가지기 위해 했던 노력을 포함하여 구체적으로 기술해 주시기 바랍니다.

3. 역할 분담이 정해지지 않은 집단 과제를 먼저 시도하여 해결해 본 경험에 대하여 시도할 수 있었던 이유와 해결 과정을 포함하여 구체적으로 기술해 주시기 바랍니다.

4. 본인이 지원한 분야에 해당하는 전문성은 구체적으로 무엇이며, 그 전문성을 얻기 위해서 이론적인 학습 이외에 어떤 현장 경험을 했고, 그 결과로 얻은 것을 포함하여 구체적으로 기술해 주시기 바랍니다.

2. 서류심사: 자격요건 확인 및 직무능력 중심 정량·정성 평가

- 자격요건: 공인어학성적, 최종학력, 면허(자격증) 등 모집단위별 응시 자격요건 충족 여부 확인

- 평가항목: 학교교육, 직업교육, 경력, 경험, 면허(자격증), 자기소개서, 우대 사항 직무능력 중심 평가항목을 기준으로 평가

3. 필기시험: NCS 기반 직업기초능력 + 직무시험(법률)

과목	직렬	시험 내용
NCS 기반 직업기초능력	행정직	직업기초능력 응용모듈 60문항
	건강직	(의사소통 20문항, 수리 20문항, 문제해결 20문항)
	요양직	
	기술직	
	전산직	직업기초능력 응용모듈 15문항
		(의사소통 5문항, 수리 5문항, 문제해결 5문항)
		전산개발 기초능력(C언어, JAVA, SQL) 35문항
직무시험 준비 시간		
직무시험 (법률)	행정직	「국민건강보험법」(시행령 및 시행규칙 제외) 20문항
	건강직	
	전산직	
	기술직	
	요양직	「노인장기요양보험법」(시행령 및 시행규칙 제외) 20문항

4. 인성검사 및 증빙서류 제출

- 인성검사: 채용 사이트에서 온라인으로 개별 실시

- 기한 내 검사 미완료자 및 증빙서류 미제출자는 면접 응시 포기로 간주

5. 면접시험

- 경험행동면접(BEI): 개인의 과거 경험 등 질문을 통해 지원자의 직무 역량과 인성, 가치관, 태도 등 미래의 역량 수준을 예측

- 상황면접(SI): 가상의 직무관련 상황을 제시, 그 상황에서 취해야 할 행동에 대한 질의·응답으로 진행 → 제시된 주제에 대해 지원자의 상황판단 능력과 대처 능력 등 평가

- 토론면접(GD): 지원자 간 협업을 통한 공동의 문제 해결 과정을 관찰, 개인의 직무역량 및 소통·협업 능력 등 평가

* 경험행동면접과 상황면접의 차이

경험행동면접	상황면접
· 민원 응대, 갈등 해결 등 경험 기반 질문 · 자기소개서에 대한 사실 검증을 위한 꼬리 질문이 많음 · 구체적인 숫자나 방법을 질문하기 때문에 허위 진술 시 불리함	· 상황 면접지를 받고 주어진 시간 안에 해결 방안을 자유롭게 작성 · 주어진 문제의 해결 방안을 발표한 후 꼬리 질문에 답변

어쩌다 보니 간호학과

간호사를 꿈꾸며 간호학과에 진학하는 학생이 얼마나 될까? 사실 나도 간호사가 되고 싶어서 간호학과를 선택한 건 아니었다. 되레 간호사만은 되고 싶지 않았던 것 같다. 어릴 적부터 세상의 모든 직업을 다 떠올려 봐도 간호사는 단 한 번도 생각해 본 적이 없었다. 주변에 간호사인 지인도 없었고 병원은 낯설고 무서운 공간이었다. 어릴 때 엄마를 따라 병문안을 가면 병원 문을 열자마자 독한 소독약 냄새에 헛구역질부터 하곤 했고, 영화나 드라마에서도 피나 상처가 나오는 장면은 무조건 넘겨 버릴 정도로 비위가 약했다.

그렇다고 이름난 서울권 대학에 갈 성적이 되는 것도 아니었고, 취업과 상관없이 '내가 좋아하는 걸 더 공부해보고 싶다'고 선택할 용기도 없었다. 고등학생 때 내가 그리던 미래는 여느 문과생들처럼 경영학과나 경제학과에 가서 평범한 회사원이나 은행원이 되는 거였다.

수능은 그럭저럭 망한 것도 대박도 아니게 봤다. 성적에 맞는 경영학과 두 곳에 원서를 넣고, 마지막 하나 남은 전형에는 담임선생님의 추천으로 집 근처 국립대학교에 새로 신설된 간호학과에 지원했다. 뜻밖에도 두 곳 중 더 가고 싶었던 학교의 경영학과는 예비 번호로 밀렸고 간호학과는 4년 전액 장학생으로 합격했다.

당시 나에겐 경영학과에 재학 중인 언니가 있었는데 졸업이 가까워질수록 취업 걱정이 늘고 있었다. 그런 언니의 모습을 보며 '취업이 잘되고 등록금도 안 드는 간호학과로 가는 게 낫지 않을까?' 하는 생각이 들었다. 비위가 약한 나를 잘 아는 엄마는 반대했지만 다른 가족들은 간호학과 진학을 내심 응원했다. 그리고 그렇게, 고등학교 3년 내내 단 한 번도 생각해 보지 않았던 간호학과의 신입생이 되어 있었다.

입학 동기들의 진학 이유는 다양했지만 대부분 비슷했다. 언니가 간호사라 따라온 친구, 취업이 잘된다는 말에 선택한 친구, 성적에 맞춰 어쩌다 보니 온 친구들까지. 놀랍게도 처음부터 간호사가 되고 싶어 입학한 친구는 거의 없었다. 입학 초기에는 선배들의 군기 문화가 조금 있었지만 병원 실습 등으로 선배들도 바빠지면서 오래 가진 않았다.

내가 입학한 대학교는 통학이 가능한 거리에 있었고 고등학교 동창도 많아 대학 생활은 마치 고등학교의 연장처럼 익숙하고 수월하게 시작됐다. 간호학과는 학년당 30명 남짓한 소규모 학과라 동기들과는 금방 친해졌고, 수업 분위기나 교수님들도 좋아서 적응에는 큰 어려움이 없었다. 1, 2학년 때는 교양수업도 많고 타 학과와 일정도 겹쳐 학교 행사도 즐기고 아르바이트도 하며 평범한 대학생처럼 보냈다. 원해서 온 전공은 아니었지만 기본 간호학이나 병리학, 약리학 같은 수업도 듣다 보면 나름 유용한 내용 같았고, 공강도 있고 여유도 있어 재미있기도 했다.

하지만 3학년이 되고 병원 실습이 시작되면서 모든 것이 달라졌다.

생각과는 달랐다

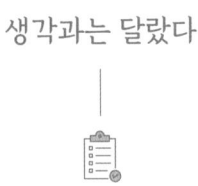

3학년이 되자 전공 수업의 강도는 확 달라졌다. 1, 2학년 때보다 학습량도 많고 훨씬 지루하며 끝없는 암기의 연속이었다. 중간고사, 기말고사, 쏟아지는 과제, 병원 실습, 케이스 스터디까지. 게다가 3학년 2학기부터는 일부 병원에서 조기 채용을 시작해 취업 준비까지 병행해야 했다. 실습과 학교 수업을 오가느라 정신이 없어서 학교 행사에는 거의 참여하지 못한 채 한 학기가 훅 지나가 버렸다.

처음 경험한 병원 실습은 예상과는 너무 달랐다. 정신적으로나 육체적으로도 훨씬 힘들었다. 우리 학교에는 부속 병원이 없어서 실습은 늘 간호 인력이 부족한 인근 종합병원들로 나갔다. 나는 실습생으로서 간호사 선생님들의 수술 전후 간호나 투약 같은 실제 업무를 관찰하고 배울 줄 알았다. 그런데 현실은 달랐다.

실습생에게 주어지는 역할은 대부분 단순 보조 업무였다. 환자 환의 갈아입히기, 검사실에 검체 운반하기, 약국에서 약 받아오기, 침상 정리 같은 일들이 대부분이었다. 하루 종일 서 있어야 했고, 간호사 선생님들은 너무 바빠 실습생들에게 따로 설명해 줄 여유가 없었다. 간호 활동을 직접 보거나 배울 기회는 많지 않았다. 게다가 신규 간호사 선생님들이 선배들에게 혼나는 모습을 바로 옆에서 지켜보면서 뉴스에서만 듣던 '태움' 문화가 현실로 다가왔다. 실습을 거듭할수록 '내가 간호학과에 괜히 왔나?' 하는 생각이 점점 더 자주 들었다.

기억에 남는 실습이 몇 번 있다. 첫 실습은 3학년 1학기, 지역의 재활 전문병원이었다. 한 층에 환자가 60~70명이 넘는 곳이었고, 실습생은 한 듀티에 한 명씩 배치됐다. 혈압을 재는 건 학교 실습실에서 인형을 가지고 몇 번 해본 게 전부였는데 그 병원에선 내가 그 층에 있는 거의 모든 환자의 활력징후를 재야 했다. 그렇게 수동 혈압계를 들고 매일 수십 명의 혈압을 쟀다. 한 바퀴 돌고 나면 녹초가 되기 일쑤였다. 그래도 그 덕분에 혈압만큼은 누구보다 정확하게 잘 재게 되었다.

또 한 번은 지역에서 가장 큰 종합병원 응급실로 실습을 나갔을 때였다. 환자가 오면 옷을 챙겨주거나 몸을 움직일 수 없는 경우엔 직접 갈아입혀 드리고, 침상을 새로 정리하는 게 주요 업무였다. 쉬는 시간도 없이 일하던 중, 분뇨에 온몸이 젖은 상태로 실려 온 할머니 환자를 마주쳤다. 기본 진료가 끝난 뒤, 옷을 갈아입히고 몸을 닦아드려야 했는데 실습생 중 그 자리에 남아 있는 사람은 나와 다른 학교 학생 한 명뿐이었다. 냄새가 너무 심해 헛구역질이 나올 정도였지만 도망칠 수가 없었다. 그런데 그 와중에 이 할머니가 어떤 병으로 응급실에 오셨는지도 알 수 없었다. 그 순간 '내가 정말 간호사를 할 수 있을까?'라는 생각이 들었다.

그러던 중, 방학 기간에 서울의 대형 병원 중환자실을 견학하는 프로그램이 있어서 참가했다. 서울 병원은 내가 실습하던 지방 병원과는 너무나 달랐다. 내가 실습하던 병원의 중환자실은 사실 일반 병동과 별 차이가 없었는데 서울의 병원은 정말 '중환자실'이라는 말이 어울릴 만큼 온갖 생명 유지 장치와 의료기기가 가득 들어차 있었다. 한 간호사가 환자 1~2명만 전담하며 전문적인 모습으로 일하는 게 정말 인상 깊었다. 그 모습을 보고 '간호사라면 서울에서 시작해야겠다'는 막연한 다짐을 했다. 실습을 하며 가장 많이 든 생각은 '부속 병원이 있는 학교에 진학하지 않은 게 정말 후회스럽다'는 거였다.

병원 실습을 거치면서도 간호사라는 직업에 대한 확신은 여전히 없었지만 고민할 여유도 없이 시간은 흘러갔다. 3학년 겨울방학에 원하는 병원의 인턴십 프로그램 기회가 있었지만 결국 신청하지 않았다. 그 대신 학교에서 운영하던 해외 교류 프로그램에 참여해 새로운 환경에서 잠시 쉬며 생각을 정리했다. 귀국하자마자 토익 시험을 보고 점수를 만든 뒤, 가장 먼저 채용 공고가 올라온 대형 병원들에 원서를 넣었다. 지금 생각해 보면, 그때 인턴십을 갔다면 오히려 병원에 대한 회의감이 더 커져서 취업을 포기했을지도 모른다.

가장 먼저 지원한 빅 5 병원 중 한 대학병원에 서류 합격을 했고, 3일 동안 면접과 필기시험을 준비했다. 운이 좋게 최종 합격을 해서 이후 다른 병원의 면접은 보지 않았다. 담당 교수님은 내가 원래 가고 싶어 했던 기업병원도 면접을 보길 바라셨지만 어디 병원이든 힘든 건 마찬가지일 거라는 생각에 더는 지원할 마음이 생기지 않았다.

4학년 때는 서울 병원으로 실습을 나가면서 학점에 대한 부담도 조금은 내려놓고 비교적 편하게 학교생활을 했다. 간호사라는 직업에 대한 거부감이 완전히 사라지진 않았지만 그제서야 다시 선택할 용기는 없었다. 교수님들께서 '임상 경력 2~3년은 무조건 필요하다'는 말씀을 해 오신 것도 있고, 간호사 면허증은 따는 게 당연한 수순처럼 느껴졌다. 그렇게 고민 많고 우여곡절이 많은 4년이 지나고 국가고시에 합격한 후 간호사 면허증을 받았다.

종양내과 신규 간호사

병원은 채용 성적순으로 입사 순서가 정해졌다. 운 좋게 문 닫고 합격한 나는 긴 웨이팅 기간을 마치고 졸업한 해 9월에 병원에 입사했다. 특수 병동이나 중환자실은 폐쇄적이라 더 힘들 것 같아 모두가 선호하는 정형외과와 일반외과 병동을 지원했다. 하지만 자리가 나는 대로 배정받는 방식이어서 결국 나는 암간호과 소속 혈액종양내과 병동에 발령받았다.

어떤 곳인지도 모른 채 병동에 인사를 가던 첫날, 나를 안내해 주던 간호교육부 선생님이 "암환자가 많은 진료과 특성상 환자도, 간호사 선생님들도 조금 까다로운 병동이니 힘내세요."라고 말했던 것이 기억난다. 무거운 마음으로 병동에 갔는데 여기가 앞으로 내가 일할 곳이라는 게 실감 나지 않았다.

인사하러 간 날, 수선생님이 옆에 있던 올드 선생님께 내 프리셉터를 맡아 달라고 했다. 그러자 그 선생님은 깊은 한숨을 내쉬며 어두운 표정으로 "제가요?"라고 말했다. 그 장면이 10년이 지난 지금도 잊히지 않는다. 물론 지금 생각하면 백 번 이해되지만 그때의 나는 내가 누군가에게 짐이 되는 존재라는 걸 전혀 몰랐다.

다음 날, 간호복을 입고 종양내과 병동으로 첫 출근을 했다. 모든 것이 낯설고 어렵고 무서웠다. 똑같은 간호복을 입고 똑같은 머리망을 한 선생님들이 여러 명 있었고 나는 인사를 열심히 했지만 인사 안 했다고 혼나고, 또 인사를 하면 아까 했는데 왜 또 하냐고 혼이 났다. 말끝을 흐린다고 혼나고, 주사기를 이상하게 잡는다고 혼나고, 어제 배운 걸 오늘 못한다고 혼났다.

임상에서 들리는 말 중 지난 4년 동안 배운 건 거의 없었다. 우선 학교에서 배웠던 의학용어와 실제 병원에서 쓰는 용어는 너무 달랐다. 교과서에서 수없이 외웠던 한글명과 한자어는 아무도 쓰지 않았고, 내가 성분명으로만 알던 약들은 상품명으로 불리는 경우가 더 많았다. 수많은 항암제와 항암 요법은 들어도 들어도 익숙해질 것 같지 않았다. 마치 모든 걸 새로 배우는 기분이었고, 나는 그냥 매일 혼나기 위해 출근하는 사람 같았다.

프리셉터 선생님은 무섭고 단호한 분이셨지만, 다행히 일을 정말 잘하시고 아는 의학 지식도 많으신 분이었다. 일도 정말 잘 가르쳐 주셔서 이런 프리셉터 선생님을 만난 게 행운이라는 생각도 했었다. 그리고 뉴스에서 본 '벽 보고 서 있기'나 '신발 버리기' 등의 이상한 '태움' 문화도 없었다. 그래도 신규 간호사는 어쩔 수 없었다. 한 달이 지나고 '백독립'(신규 교육 2개월 차에 신규 간호사가 주체적으로 투약, 기록 등의 간호 행위를 하고 프리셉터가 이를 감독하는 과정)을 할 때는 2시간씩 먼저 출근해 모든 환자를 리뷰하고, 그날 있을 검사와 항암을 미리 공부해야 8시간 근무를 버틸 수 있었다. 인계 후에도 남아서 의무기록을 읽고 공부해야 다음 날을 준비할 수 있었다. 근무 시간은 8시간이었지만 실상은 12시간씩 병원에 머물렀다. 기숙사에 가서도 입원 예정 환자에 대해 공부하느라 잠을 거의 못 잤다.

그렇게 두 달이 지났고 독립을 했다. 입사 전까지 카페, 레스토랑, 영화관 등에서 오래 아르바이트를 했을 땐 항상 수월하고 재미있게 일했고 '일머리가 좋다'는 말도 자주 들었다. 그래서 나는 내가 나름대로 일을 잘한다고 생각했었다. 하지만 병원 생활과 간호사 업무는 달랐다. 날마다 만지는 것은 위험하기 그지없는 항암제였고 내 조그마한 실수도 환자에게 바로 해가 될 수 있다는 생각에 긴장의 연속이었다. 자신감은 바닥을 쳤고 불안감은 커져만 갔다.

그렇게 독립하자마자 나는 투약 오류를 저질렀다. 환자에게 항구토제 경구약이 오더 났는데 자연스럽게 더 자주 보던 주사 앰플을 정맥 투여했다. 다행히 환자에게 해는 없었고 주치의에게 보고 후 검진을 받은 결과, 괜찮다는 확인을 받았다. 간단히 투약 오류 보고서를 작성하고 넘어갔지만 이건 명백히 내가 '5-Rights(정확한 환자, 약물, 용량, 투여 경로, 시간)'를 지키지 않아서 생긴 오류였고, 더 큰 실수를 할까 봐 두려웠다.

또 한 번은 주말에 당직의가 중심정맥관이 없는 환자에게 중심 정맥용 영양제를 처방했는데 내가 이를 걸러내지 못하고 말초 정 맥라인으로 투약했다. 인계 시간에 바로 발견되었고 다행히 얼마 투약되지 않아 큰 문제는 없었다. 하지만 독립 후 한 달 동안 이런 일이 두 번이나 생기자 내 자존감은 끝없이 무너졌다. 이 외에도 사소한 것들을 깔끔하게 정리하지 못하니 인계할 때마다 다음 근무자가 힘들어하는 게 보였고, 날마다 내 일도 다 못 하는 '쓸모없는 사람'이 된 기분이었다. 이런 감정은 태어나서 신규 간호사 시절에 처음 느껴봤다.

고향 집에 내려갔다가 올라오는 KTX 안에서는 출근하기 싫어서 울었고, 출근 전에 '차라리 교통사고가 나서 출근을 못 하면 좋겠다'는 생각도 했다. 지금은 친구들과 신규 간호사 시절을 이야기하면 다들 눈물 없이 다닌 사람이 없고 나보다 더 심각하고 극단적인 생각을 했던 친구도 많다. 친구들을 만나도 병원 이야기만 하며, 온전히 일과 임상 공부만 하면서 6개월이 흘렀고 끝나지 않을 것만 같던 "신규 샘"으로 불리는 시절이 끝이 났다.

내 이후에 들어온 후배들을 봐도 빠르면 6개월, 길면 1년 안에 대부분 업무에 적응했다. 하지만 "6개월만 버티면 괜찮아질 거야."라고 쉽게 말할 수 있을까? 아직도 간호사 친구들과 만나면 이 시기를 '우리의 암흑기'라고 부른다. 나는 아무것도 몰라서 이 시간을 그저 흘려보냈지만 그렇다고 해서 누구에게든 '이겨내라'고 말하고 싶지도 않다. 그만큼 가치 있는 것도 아니고 임상을 빨리 포기한다고 해서 인생이 실패하는 것도 아니다. 정말 힘들다면 다른 길을 빨리 찾는 것 또한 해답이 될 수 있다.

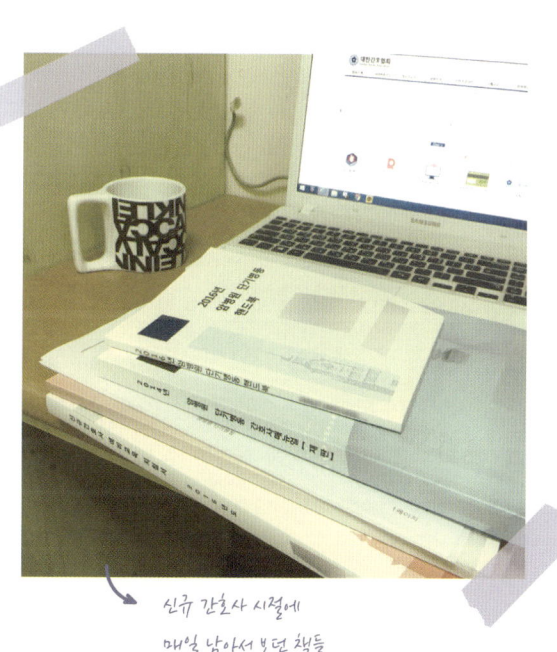

신규 간호사 시절에
매일 남아서 보던 책들

알고 보니 꿀 부서? 즐거웠던 병원 생활

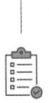

병원 생활이 힘들었던 것만은 아니다. 신규인 내가 인계를 받으면 선배들에게 부담이 될 법도 했지만 어떤 올드 선생님은 한결같이 친절하게 대해 주셨고 하나라도 더 알려주려고 노력하셨다. 입사한 지 얼마 되지 않았을 때, "힘들지?"라며 카페로 데려가 각종 병동 꿀팁을 전수해 준 1~2년 차 선배들, 나보다 먼저 들어와 든든한 버팀목이 되어준 소중한 동기들까지 좋은 사람을 많이 만났다. 그 덕분에 병동 생활에 적응할 수 있었고 어려울 것만 같았던 업무도 점점 익숙해졌다. 퇴근 시간도 빨라지고 마음의 여유가 생기니 환자들도 진심으로 대할 수 있었다.

이렇게 병동에 완벽히 적응하고 보니 내가 배치된 곳은 시술이나 항암을 위한 단기 입원이 주된 병동이었다. 입퇴원 환자가 매일 전체 병상의 반 이상을 차지할 정도로 쉴 새 없이 바빴지만 병원 내에서는 중증도가 가장 낮은 병동 중 하나였다. 게다가 본관 건물과 따로 떨어져 있어 응급실에서 직접 입원을 받지 않고 오직 외래를 통해 예약된 단기 입원만 가능한 곳이었다. 환자의 상태가 악화되어 입원 기간이 길어지면 본관으로 전동을 보냈기에 4년 간 병원 생활을 하면서 CPR 상황을 단 한 번 경험했을 정도였다.

내가 근무했던 병원은 역할 분담이 체계적으로 이루어져 있었다. 전공의, 당직의, 인턴, 전담 간호사, 정맥주사팀, 간호보조원, 이송원 등이 각자의 업무를 맡아 수행했고 그 덕분에 담당 간호사는 자신의 업무에 집중할 수 있었다. 물론 이들을 호출해 업무를 요청하는 것도 담당 간호사의 역할이었고, 무언가 잘못되었을 때 해결해야 하는 책임도 있었다. 하지만 중심정맥관 관리나 드레싱 등 인턴의 업무가 명확하게 구분되어 있었고 정맥주사팀이 따로 있어 직접 혈관주사를 놔본 적도 없었다.

내가 병동에서 하는 일의 대부분은 항암 오더를 스케줄링하고, 차질 없이 항암제를 투약하는 일이었다. 환자가 입원하면 곧바로 오더가 나오고 항암이 원활하게 진행될 수 있도록 항암제 접수 시간과 불출 시간을 확인했다. 항암제의 용량, 용매, 몸무게 등을 꼼꼼히 점검한 후 약국에 접수하고, 항암 부작용을 줄이기 위한 전처치 약물을 준비했다. 약물 투여 시에는 특히 부작용이 심한 항암제이면 수시로 모니터링하며 속도를 조절해야 했다. 0.1cc/hr

부터 시작해 15분 간격으로 점차 속도를 올려 4시간에 걸쳐 투약하는 탈감작 요법을 진행하기도 했다. 첫 항암 치료를 받는 환자의 경우, 항암 동의서나 교육 오더가 제대로 들어왔는지 확인했다. 항암을 마치고 퇴원 시에는 다음 항암을 위한 필수 검사가 누락되지 않았는지, 백혈구 촉진제 처방이 빠지지 않았는지까지 확인하는 것이 내 역할이었다.

단순해 보이지만, 항암제는 피하, 정맥, 차광 여부, 전처치, 유효 시간 등 각기 다른 특성을 가지고 있어 철저한 주의가 필요했다. 주입 시 약물이 유출되면 환자뿐만 아니라 나에게도 치명적일 수 있기 때문에 온 신경을 집중해야 했다. 이렇게 나는 몇 년 동안 유치 도뇨나 근육 주사 같은 기본 술기는 거의 하지 않고, 항암에만 집중한 간호사가 되었다. 다른 사람이 보기에는 간호사 같지 않을 수도 있지만 나는 오히려 종양이나 항암제에 대해 깊이 배우고 전문적으로 일할 수 있다는 점이 흥미로웠다.

항암 병동의 특성상 환자들은 짧게는 3번, 길게는 50번 이상 2주 간격으로 항암 치료를 받으러 왔다. 그 덕분에 주기적으로 같은 환자들을 보게 되었고, 환자 대부분이 이미 얼굴을 익힌 상태였다. 그래서 병동 적응이 다른 병동보다 훨씬 쉬웠고 2주마다 만나는 환자들과 점점 친해지면서 소소한 대화를 나누는 것도 즐거웠다.

상근직을 안 해본 상태였기 때문에 이때는 교대 근무도 나름의 매력이 있다고 생각했었다. 데이 근무는 인력이 많아 활기차고 퇴근이 빨라 좋았으며 이브닝 근무는 오전에 운동이나 관공서 업무를 하고 나서 출근할 수 있고 출근부터 퇴근까지 바쁘지만 시간이 금방 가서 괜찮았다. 나이트 근무는 밤을 새우는 것이 부담스럽긴 했지만 낮 근무보다 여유가 있어 오히려 힘들지 않았다. 응급 사직자가 없어서 원티드 오프도 자주 신청할 수 있었고, 친한 선생님들과 듀티가 맞으면 함께 놀러 다니며 병동 생활을 나름 즐겁고 편하게 보낼 수 있었다.

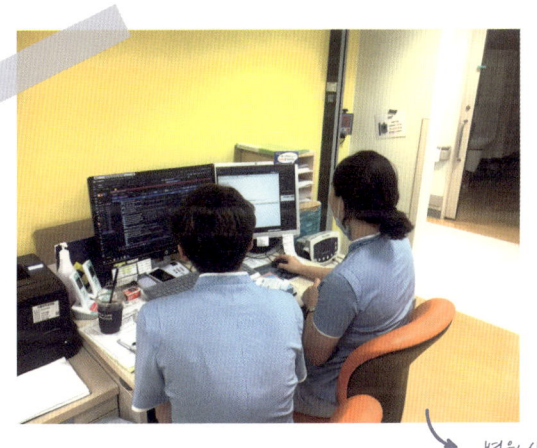

병원 생활

평생 할 수 없겠구나

라포가 깊게 형성된 환자가 있었다. 50대의 췌장암 말기 환자였는데 5인실을 선호하셔서 입원할 때마다 내가 담당 간호사가 되었다. 엄마와 비슷한 연배라 그런지 유독 더 마음이 갔고, 암환자라는 게 믿기지 않을 정도로 처음 입원하셨을 때는 정말 건강한 모습이었다. 1년 반 동안 완화요법(완치가 아닌 생명 연장 및 통증 완화 목적의 치료)으로 항암을 받으셨지만 점점 상태가 나빠져 결국 여명이 한 달 남았다는 선고를 받고 연고지의 호스피스 병원으로 전원하셨다. 마지막으로 떠나시며 인사하시던 날, 복수가 차서 힘겹게 호흡하던 모습이 잊히지 않는다. 그날 근무하는 내내 눈물을 참다가 퇴근 후 정말 많이 울었다.

이전까지는 막연하게 '간호사는 힘들어서 오래 못 하겠지'라고

만 생각했는데, 이렇게 정든 환자가 점점 나빠지는 모습을 지켜보는 것이 무엇보다도 힘들다는 걸 깨달았다. 몇 달 뒤 처음으로 임종 환자 간호를 하게 되면서 이 생각은 더욱 깊어졌다. 1년 넘게 지속적으로 입원 치료를 받던 폐암 환자였는데 상태가 급격하게 악화되며 산소포화도가 떨어지고 High flow(고유량 산소요법)를 적용했지만 결국 병동에서 임종하셨다. 마지막까지 정신이 또렷하셨기에 환자 본인도, 가족도, 우리도 너무 힘들었다. 의사가 사망 선고를 한 후 라인을 정리하고 환의를 갈아입히던 순간의 그 무겁고 슬픈 분위기가 한동안 잊히지 않았다. 이후로 두 번의 임종 간호를 더 경험했지만 그 공기는 익숙해지지 않았고, 익숙해지고 싶지도 않았다.

또 한 번은 전날 이브닝 근무를 마치고 다음 날 나이트 근무를 위해 출근했는데 전날까지만 해도 이야기를 나눴던 환자가 보이지 않았다. 이전 듀티 선생님께 그 환자분이 새벽에 급작스러운 출혈로 돌아가셨다는 말을 듣고 너무 충격을 받았다. '몇 시간 전까지 상태를 체크하고 이야기를 나눴던 환자가 갑자기 세상을 떠나다니 혹시라도 내가 환자의 상태를 제대로 사정하지 못한 것은 아닐까' 하는 생각이 계속 머릿속을 맴돌았다.

어느 날은 다른 팀의 환자가 갑자기 심정지가 와 CPR 상황이 벌어졌다. 병원에서는 흔한 일이지만 우리 병동은 임종이나 CPR이 1년에 한두 번 일어날 정도로 매우 드물었다. 그 때문에 신규 간호사들은 응급 상황에 익숙하지 않았고 그날따라 신규 간호사가 많았던 근무라 3년 차였던 내가 위에서 두 번째로 경력이 많은 간호사가 되었다. 자연스럽게 어깨가 무거워졌다. 다행히 CPR팀이 빨리 도착해서 환자는 회복됐지만 그 순간 느꼈던 압박감은 쉽게 사라지지 않았다.

간호사 생활 3년 차였지만 여전히 그런 상황은 버겁기만 했다. 교육을 통해 CPR 절차를 익히고 매년 반복해서 배웠지만 시뮬레이션과 실제 환자 케이스는 너무나도 달랐다. 병동 물품을 매일 점검하지만 막상 응급 상황이 오면 자주 사용하지 않은 물품은 어디 있는지 바로 떠올리지 못하는 내 모습이 답답했다. 신규 간호사 시절이 지난 후에도 응급 상황 없는 근무를 바라며 출근하는 나 자신을 보며 무기력함을 느꼈다.

교대 근무에 대한 부담도 점점 커졌다. 처음 몇 년은 밤 근무가 힘들지 않았다. 오히려 3교대가 체질이라고 생각하며 일했고 올드 선생님들이 밤 근무를 힘들어하는 것이 이해되지 않았다. 하지만 3년 차쯤 되었을 때부터 두 번째 나이트 근무를 한 뒤에는 아침에 충분히 자고 일어나도 몸이 버티질 못했다. 지하 60층에서 날 끌어당기는 것처럼 온몸이 무겁고 가루가 될 것 같은 느낌이 들었다. 비로소 밤 근무와 교대 근무가 힘들다는 걸 실감했는데 그 피로감은 병원을 그만둘 때까지 계속되었다.

근무 일정의 불안정함도 큰 스트레스였다. 병가는커녕 휴가 한

번 내기도 어려웠다. 원티드 오프를 받아도 언제든 바뀔 수 있어서 휴가라고 생각되지 않았다. 갑작스러운 병가로 인해 근무 공백이 생기면 그 자리를 메우기 위해 근무표가 계속 바뀌었다. 어떤 달은 근무표가 세 번씩 바뀌기도 해서 몇 달 전부터 계획했던 여행을 취소해야 하는 일도 비일비재했다. 반대로 나도 아플 수 있고 다칠 수도 있지만, 내가 빠지면 누군가의 오프가 잘릴까 봐 선뜻 말하기가 어려웠다. 독립한 지 세 달쯤 되었을 때, 한번은 지하철 계단에서 넘어져 발목을 삔 적이 있었다. 하지만 병동에 말할 수가 없어서 그냥 참고 일했다. 일할 때는 아픈 줄 몰랐지만 퇴근 후에는 발목이 코끼리처럼 부어 있었다. 지금 생각하면 너무 멍청한 행동이었지만 그때는 그게 당연했다. 또 한 번은 수두에 걸려 일주일 병가를 냈는데 나로 인해 모두의 근무표가 변경되어서 결국 편하게 쉴 수도 없었다. 병동에서 교대 근무를 하는 한 이런 상황이 반복될 것 같았다.

정든 환자들의 죽음, 점점 나빠지는 환자들을 보며 느끼는 감정, 중환자와 응급 상황에 대한 두려움, 3교대의 체력적 한계, 불안정한 근무표까지 모든 것이 점점 무겁게 느껴졌다. 결국, 임상을 떠나야겠다는 생각이 더욱 확고해졌다.

다들 어디 가?

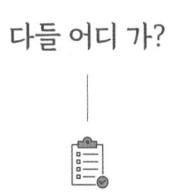

병원에서 간호사로 근무한 지 1년이 지나자 함께 입사한 동기들이 하나둘 떠나기 시작했다. 3년이 넘어가자 남아 있던 동기의 절반 이상이 병원을 떠났다. 이유는 모두 비슷했다. 아무리 큰 병원이라도 간호사에 대한 대우는 기대만큼 좋지 않고 일이 익숙해져도 교대 근무의 피로함은 결코 나아지지 않았다. 몇몇은 공무원 시험을 준비하거나 교직 이수를 마친 친구들은 보건교사 임용을 목표로 했다. 또 다른 몇몇은 잠시 쉬면서 천천히 미래를 고민하기 위해 사직을 택했다.

처음에는 3년만 버텨보자고 마음먹었고 그만큼의 경력이 쌓이면 충분하다고 생각했다. 하지만 막상 그만두려고 하니 이후에 무엇을 할 수 있을지 막막했다. 일이 힘들 때마다 '3년만 채우면 그만둘 수 있어.'라고 다짐했지만 정작 3년이 지나자 병원을 떠난 뒤의 내 모습이 선명하게 그려지지 않았다. 확신을 가지고 사직하는 동기들이 부러웠다. 나는 병원에 남아 있는 것도, 그렇다고 무작정 그만두는 것도 길이 아니라는 생각이 들었다.

가장 두려웠던 것은 '공백'이었다. 간호학과의 특성상 대부분의 학생이 휴학 없이 스트레이트로 졸업하고, 졸업 전에 취업이 결정된 후 바로 간호사 면허를 취득해 월급을 받으며 사회생활을 시작한다. 나는 병원 입사 전 백수 생활을 길게 한 편이었지만 웨이팅(병원에서 입사 순번에 따라 불러줄 때까지 기다리는 것) 상태로 쉬는 것과 아무 소속 없이 불확실한 상태로 쉬는 것은 전혀 다른 문제였다. 뭔가를 계속해야만 한다는 불안감이 크게 밀려왔다.

이런 고민 속에서 다양한 선택지를 고려했다. 먼저 병원에 남을 경우를 생각해 봤다. 3년 차가 지나면서 대학원 진학을 고민할 시점이었기에 잠시 대학원 준비를 시작했지만 간호학에 대한 흥미가 크지 않은 내가 3년의 시간과 많은 학비를 투자할 이유를 찾을 수가 없었다. 게다가 스케줄 근무 특성상 한 병동에서 다수가 동시에 대학원에 진학하는 것이 어려웠는데 공교롭게도 당시 우리 병동에는 대학원 준비를 하는 사람이 많아 당장 진학하는 것도 현실적으로 어려웠다.

다음으로 공무원 시험 준비를 고려했지만 현실적인 문제에 부딪혔다. 집이 서울이 아닌 나는 서울에서 공무원 월급으로 생활하기가 어려웠고 결국 지방직 공무원 시험을 봐야 했다. 그러나 병원에서 일하며 공부하기엔 시간이 부족했고 사직 후 본격적으로 준비하려면 당장 월급이 끊기기 때문에 서울을 떠나 고향으로 내려가야 했다. 하지만 다시 백수가 되어 부모님 얼굴을 보며 지낼 자신이 없었고, 지금 서울을 떠나면 다시는 돌아오지 못할 것 같은 두려움이 들어 결국 공무원 시험도 선택지에서 지웠다.

연구간호사도 알아봤지만, 관련 경력이 없는 내가 지원할 수 있는 포지션은 대부분 병원의 계약직이었다. 앞서 말한 이유와 마찬가지로 정규직을 그만두고 계약직으로 일하는 것은 나에게 너무 큰 모험이었다. 산업간호사나 보험회사 심사간호사 채용 공고에도 지원해 봤지만, 관련 경력이 없다는 이유로 서류에서 탈락해서 마음을 접었다.

친구 따라 이직 준비

병원을 그만두겠다는 생각만 확고했을 뿐 그 후의 방향은 불투명했다. 미래에 대한 고민이 끊이지 않던 시기에 먼저 병원을 떠난 병동 동기를 만났다. 안부를 주고받던 중 친구는 지난 6개월 동안 공공기관 취업을 준비하며 여러 자격증을 취득하고 필기시험 공부를 하고 있다고 했다. 마침 상반기 공채 시즌이라 건강보험공단, 건강보험심사평가원, 근로복지공단, 국민연금공단 등 간호사가 지원할 수 있는 직렬이 많아 모두 지원할 예정이라고 했다. 공공기관에 대해 전혀 몰랐던 내게 친구는 하나하나를 자세히 설명해 주며 병원에 다니면서 준비하는 사람도 많으니 지원해 보라고 권했다. 그러면서 채용 일정을 알려주었다.

친구와 함께 일했던 즐거운 기억이 떠올라서 다시 같은 직장에서 일할 수 있다면 얼마나 좋을까 하는 생각에 행복한 상상을 했다. 그 자리에서 '이번에 될 만큼 준비해서 도전해 보고 안 되면 하반기를 목표로 열심히 해보자'는 결론을 내리고 지원을 결심했다.

결정을 하자 뭔가에 홀린 듯 집으로 돌아가자마자 토익과 한국사 시험에 무작정 접수했다. 오랜만에 접하는 토익은 처음엔 낯설었지만 곧바로 점수가 나왔다. 한국사는 인터넷 강의를 등록하고 퇴근 후 2주간 강의를 들었다. 암기하면 되는 시험이었지만 미리 준비하지 않은 탓에 시간이 부족했다. 결국 강의를 다 듣지도 못한 채 시험을 보게 되어 시험 전날 간신히 이틀 오프를 신청해 새벽까지 벼락치기를 하고 가서 겨우 시험을 봤다. 토익과 한국사 시험을 치른 후에서야 지난 채용 공고들을 찾아보았고 지원하려는 직렬마다 가산점을 받을 수 있는 자격증이 다르다는 사실을 알게 됐다. 내가 지원하는 간호사 직렬에서는 토익이 가산점 대상이 아니었고 공통으로 인정되는 자격증은 컴퓨터활용능력 1급, 한국사, 한국어능력시험 정도였다. 정신을 차리고 다음 하반기 채용을 대비해 컴퓨터활용능력과 한국어능력시험을 준비하기 시작했다.

그 무렵 연금공단을 시작으로 건강보험공단, 근로복지공단, 건강보험심사평가원이 차례로 상반기 채용 공고를 발표했다. 하지만 가산점을 받을 수 있는 자격증이 한국사 한 개뿐인 상황에서 네 개의 공공기관을 모두 정성 들여 준비하기는 어려웠다. 고민한 끝에 간호 직렬 채용 인원이 많고 서류 및 면접 전형이 허들식(각 전형의 등수가 다음 전형에 영향을 미치지 않는 방식)으로 진행되는 건강보험공단과 건강보험심사평가원 중 하나를 선택하기로 했다. 둘 중 권역별로 채용하는 건강보험공단보다는 전국 단위로 채용하는 건강보험심사평가원이 서류만 통과하면 합격 가능성이 더 높다고 판단했다. 위치나 직무보다는 오직 합격 가능성을 고려해 건강보험심사평가원에만 지원하기로 결정했다.

사실 병원에서 근무할 때도 심사실 간호사가 아닌 이상 건강보험심사평가원에 대해 들을 일은 거의 없었다. 그저 '병원에 지급되는 진료비를 심사하는 기관' 정도로만 알고 있었다. 그렇게 정확한 정보도 없이 다소 즉흥적으로 지원을 결정했던 것이다.

굵고 짧게 3개월

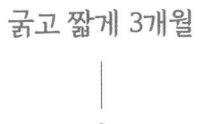

시간은 빠르게 흘러 상반기 신규 직원 채용 공고가 발표되었다. 자격증 준비는 잠시 멈추고 입사지원서 접수 마감까지 남은 2주 동안 자기소개서를 완성해야 했다. 5년 전 병원 입사를 준비할 때만 해도 자기소개서는 단 한 장짜리였고 하루 만에 작성할 수 있었다. 하지만 공공기관 블라인드 채용이 의무화되면서 경험과 직무 중심의 자기소개서가 필수가 되었다. 문항마다 경험을 직무와 연결해 500자씩 써야 해서 쉽지가 않았다.

이번 자기소개서는 지원동기, 문제 해결 경험, 업무 효율 향상, 의사소통, 직업윤리와 관련된 5개 문항으로 구성되어 있었다. 매일 퇴근 후 자기소개서만 바라보며 시간을 보냈지만 글이 쉽게 써지지 않았다. 마음이 급해져 건강보험심사평가원 홈페이지, 유튜

브 채널, 관련 뉴스까지 샅샅이 찾아보았다. 건강보험심사평가원 채용 홈페이지에 나와 있는 인재상 중 '전문성'과 '혁신'을 키워드로 삼아 내 경험을 정리해 나갔다. 병동 매뉴얼을 만든 경험, 불필요한 업무를 줄이기 위해 건의했던 경험, 카페 아르바이트 동선 개선 경험 등 사소한 것까지 포함해 10개가 넘는 사례를 추렸다. 그중 핵심 경험을 정리해 두괄식으로 작성하고 친구들과 가족에게 보여주며 수정했다. 마감 한 시간 전에 겨우 제출했던 것으로 기억한다.

그 후 3주 뒤 필기시험이 예정되어 있었다. 따로 오프 신청을 하지 않는데도 운 좋게 쉬는 날이어서 그 기회를 놓칠 수 없었다. 심사직 필기시험은 NCS(50문항)와 보건의료지식(30문항)으로 구성되는데 범위가 방대해서 NCS에 집중하기로 했다. NCS가 뭔지도 몰랐지만 '합격하면 전액 환급'이라는 인터넷 강의를 결제하고 문제 해결 능력 위주로 공부했다. 의사소통과 정보능력 문제는 익숙했지만 추론과 명제 문제는 시간이 오래 걸렸다. 짧은 시간이었지만 나름 집중해서 공부했음에도 모의고사를 풀어보니 시간 안에 다 풀지도 못했고 점수도 형편없었다.

걱정을 안고 '경험이나 쌓자'는 마음으로 시험장에 들어갔다. 그런데 다행히 이번 시험은 모의고사보다 난이도가 평이했고 처음으로 시간 내에 모든 문제를 풀 수 있었다. 하지만 나만 쉽게 느낀 게 아니었는지 시험이 끝나고 나올 때 여기저기서 '시험 쉬웠다'

는 말이 들려왔다. 며칠 후 합격 화면을 확인했을 때, 정말 운이 좋았다고 생각했다. 필기 전형은 3배수를 선발하고 커트라인만 넘으면 합격이니 간신히 통과했으리라고 확신했다.

필기시험에 합격하자 '어쩌면 정말 될 수도 있겠다'는 생각이 들었다. 면접 일정은 개별적으로 달라 미리 오프 신청을 할 수 없었는데 또 기막히게도 면접 전날과 당일이 모두 쉬는 날이었다. '이건 하늘이 돕는 거다' 싶었고 이런 기회는 다시 오지 않을 것 같아 마음을 다잡고 더 열심히 준비하기로 했다.

전형 과정 중에서도 면접 준비가 가장 어려웠다. 보통 필기시험을 준비하면서 함께 면접 스터디를 구하는 경우가 많지만 나는 필기시험을 본 후에야 스터디를 구하기 시작했다. 더군다나 교대 근무를 하다 보니 시간을 맞출 수 있는 스터디를 찾기가 어려웠다. 혼자 준비해야 하나 보다라고 생각하고 있을 때 운 좋게 소규모 면접 스터디를 구할 수 있었다. 다행히 좋은 분들을 만나 내 근무 스케줄에 맞춰 주셔서 근무 전이나 후에 3번 정도 스터디 모임을 할 수 있었다.

스터디에서는 작년 면접 문제를 공유하고 각자 정리한 내용을 발표하며 모의 면접을 진행했다. 서로 질문을 던지고 피드백을 주고받으며 실전 감각을 익힐 수 있어 정말 많은 도움이 되었다. 스터디와 별개로 나는 수많은 예상 질문에 대비해 나만의 답변을 정리했다. 자기소개서를 작성하며 정리해 둔 경험들이 큰 도움이 됐다. 비슷한 질문들을 묶어 정리한 뒤, 나의 경험이나 사례를 3~4 문장으로 요약해 1분 안에 답할 수 있도록 연습했다. 길을 걸으면서나 밥을 먹으면서나 버스를 타면서도 시간이 날 때마다 계속 읽고 또 읽었다. 1분 안에 답변을 압축하는 과정이 오래 걸렸지만 모두 내 경험에서 나온 이야기라 외우는 것은 어렵지 않았다.

가장 큰 문제는 업무와 관련된 발표 면접이었다. 내용을 모르면 답을 할 수 없기 때문에 건강보험심사평가원에 대한 공부가 필요했다. 다행히 홈페이지에서 '건강보험심사평가원의 기능과 역할'이라는 책을 다운받을 수 있었는데, 무려 700페이지에 달하는 방대한 양이었다. '적어도 한 번은 읽고 가자'는 마음으로 시작해 전체적으로 훑어보고 면접을 준비했다.

그렇게 오지 않길 바랐던 면접날이 되었다. 태어나서 처음으로 청심환을 사먹고 면접 대기장에 들어갔다. 면접은 본원 건물에서 진행되었다. 3:1 면접으로 외부 면접관 2명과 내부 면접관 1명이 계셨다. 막상 면접장에 오니 회사 건물도 크고 멋있었으며, 면접을 안내해 주시는 직원분과 면접관분들 모두 친절하셔서 '여기에 정말 꼭 다니고 싶다'는 생각이 들었다.

면접은 5분 전에 발표 면접 질문지를 받고 준비한 뒤, 1분 자기소개 후 바로 발표면접 질문에 대한 답변을 하는 방식이었다. 발표면접 질문은 시간대마다 달랐는데 면접을 마친 후 공유된 문제들을 보니 내가 받은 질문과 2~3개를 제외하고는 거의 대답할 수 없는 내용이었다. 나는 현지 조사 업무에 대한 질문을 받았는데 기억나는 내용을 바탕으로 기본적인 답변을 했다. 그러나 이후 꼬리 질문에는 솔직하게 잘 모르는 내용이라고 대답했다. 이후에는 지원 동기, 윤리적인 경험, 노력했던 경험, 꾸준한 노력으로 성취한 것 등 인성과 관련된 다양한 질문을 받았다. 여러 가지 경험을 미리 정리해서 어떤 질문이 나와도 대답할 수 있도록 연습한 덕분에 침착하게 답변할 수 있었다. 그렇게 15분간의 면접이 끝났다. 서류를 내고 나서도, 필기시험을 보고 나서도, 합격을 기대하지 않았는데 면접은 후회 없이 보고 나왔다는 생각이 들었다.

저 그만두겠습니다!

면접까지 보고 나니 하반기를 목표로 했던 첫 마음과 달리 정말 합격하고 싶다는 마음이 간절하게 들었다. 이땐 정말 운이 좋아서 필기전형과 면접전형일이 모두 우연히 오프였고 다른 공공기관을 준비하는 친구들과 스터디 멤버들에게도 도움을 많이 받았다. 준비 기간이 비교적 짧은 3개월이라 버틸 수 있었지 만약 장기전이 되었다면 어땠을지 상상도 할 수 없었다. 다시 한번 하라고 하면 그렇게는 못 할 것 같았다.

며칠 후, 면접 결과 발표일이었다. '합격'이라는 글자를 볼 수 있었다. 그때의 기분은 지금도 잊을 수가 없다. 물론 짧은 벼락치기 끝에 운 좋게 합격한 걸 알고 있지만 지금도 업무에 지치거나 생각이 많아질 때, 합격한 순간을 떠올리면 잠시나마 환기가 된다.

면접 합격 발표 후 경력과 자격을 증명하는 수많은 서류를 제출하고 검증 과정을 거쳐야 해서 입사까지 3개월 정도의 시간이 있었다. 병원에 사직 의사를 밝히고 2개월을 더 근무한 뒤, 마침내 4년간 몸담았던 첫 번째 직장을 떠났다. 마지막 근무를 마치고 유니폼과 명찰을 반납하는 순간, 홀가분할 줄 알았는데 생각보다 복잡한 감정이 들었다. 그렇게 떠나고 싶었던 병원이었지만 오랜 시간을 함께한 동료들과 헤어지는 것, 자취를 처음 시작했던 정든 동네를 떠나는 것은 예상보다 더 아쉬웠다.

그렇게 나는 두 번째 직장인 건강보험심사평가원에 입사하기 위해 원주로 이사를 했다. 이직 소식을 전하자 축하와 함께 여러 우려의 목소리도 들려왔다. "간호사 출신이 많아서 병원 분위기랑 비슷하다더라." "출장이 많아서 힘들 거야." "업무가 전문적이라 적응하기 어려울 수도 있어." 대부분 '힘들 것'이라는 내용이었지만 당시의 나는 합격의 기쁨을 만끽할 때라고 생각했다. 그리고 아무리 힘들어도 신규 간호사 시절보다는 덜 힘들 거라는 마음으로 넘겼다.

다음 장에서 업무에 대해 더 이야기하겠지만 결론부터 말하면 나는 그 걱정들을 그냥 넘기길 잘했다고 생각하며 지금 하고 있는 일이 병원 업무보다 내 적성에 더 맞는다고 확신한다. 이곳에 적응한 후, 예상할 수 있는 삶이 훨씬 건강하고 안정적이라는 걸 느끼고 병원을 퇴사한 것을 한 번도 후회한 적이 없다. 그리고 동료들과 이야기할 때도 항상 나오는 말이 있다. "그래도 병원보다는 훨씬 낫지 않아요?"

물론 어느 조직이든 맞지 않아 떠나는 사람은 있다. 하지만 한 가지 확실한 것은 나처럼 '병원을 그만두고 싶다'는 맹목적인 이유로 지원하기보다는 이곳에서 어떤 업무를 하게 되는지 충분히 알고 결정하는 것이 더 현명하다는 점이다.

5장

건강보험심사평가원 간호사로 근무하며 ——

다시 신입 사원

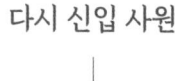

　원주로 이사한 후, 드디어 기다리던 임용식이 다가왔다. 주말이 지나고 첫 출근을 준비하는데 설레기도 하고 긴장이 되기도 했다. 100여 명의 동기들이 모두 원주 본원에 발령받았지만 우리는 어느 부서에 배치될지 아무도 몰랐다. 보통 임용식 후 입사 전까지 6주간의 신규 교육을 받지만 코로나19라는 예기치 못한 상황 때문에 모든 게 달라졌다. 임용식은 간소하게 진행되었고 집합 교육은 잠정 연기되었다. 그날 오후 나는 교육 없이 바로 부서에 배치되었다.

　내가 발령받은 곳은 심사운영실 심사운영부였다. 연구직 동기두 명과 함께 배치됐는데 첫날부터 정신없이 많은 일이 기다리고 있었다. 담당 팀장님과 부장님, 실장님과 간단히 인사를 나누고 자리를 안내받았다. 내 책상 위에는 모니터 두 대와 본체 두 대가 놓여 있었다. 첫 번째 미션은 직접 컴퓨터를 설치하는 것이었다. 낯선 환경에서 처음 해보는 컴퓨터 설치라 당황스러웠다. 게다가 모니터 두 대와 본체 두 개를 듀얼로 연결해야 해서 더욱 복잡했다. 한참을 씨름한 끝에 겨우 설치를 마쳤다.

오후가 되어서야 조금씩 주변 환경이 눈에 들어왔다. 팀장님은 내가 맡게 될 업무에 대해 설명해 주셨다. 양옆에 앉은 두 과장님과 함께 '분석심사 개발 및 운영' 업무를 맡게 되었다고 하셨다. 분석심사 관련 책이 한 무더기 쌓여 있었고 그것들을 읽으며 오후 시간을 보냈다. 내가 책을 읽는 동안 두 과장님은 바쁘게 일을 하셨고 코로나19 때문에 마스크를 쓰고 대화도 거의 하지 않으셨다. 마치 절간처럼 고요한 분위기에서 나는 이곳이 내가 있을 곳이 맞는지, 앞으로 무엇을 해야 할지 몰라 막막함을 느꼈다. 병원에서의 시끌벅적하고 바쁜 분위기와는 너무나 다르고 엄숙하며 조용한 분위기가 낯설기만 했다.

퇴근 후, 건강보험심사평가원에 친구가 있는 병동 선배에게 분석심사 업무를 맡게 되었다는 소식을 전했다. 선배는 이 부서가 신규 사업 부서라 업무가 많고 어려워서 직원들이 기피하는 부서라는 말을 들었다고 전해 주었다. 그 말을 듣고 나니 약간의 걱정이 밀려왔다. 다음 날 출근했을 때 같은 부서에 발령받은 동기들 모두 비슷한 이야기를 듣고 와서 함께 걱정했던 기억이 난다.

이곳의 업무 환경은 병원과는 사뭇 달랐다. 가장 큰 차이는 내 옆에서 실무를 하나하나 지도해 줄 선배나 사수가 없다는 점이었다. 누군가가 친절하게 일을 가르쳐 주리라 기대했지만 내가 당장 할 수 있는 일이라곤 혼자 책을 읽고 강의를 듣는 것뿐이었다. 신규 사업 부서의 특성상 구체적으로 정해진 업무가 없었고 매번 그때그때 발생하는 문제를 해결해야 했기에 표준화된 매뉴얼도 존재하지 않았다. 처음에는 이 모든 상황이 무척 낯설고 어렵게 느껴졌다. 병원에서는 정해진 일을 차근차근 익혀갔지만 이곳에서는 매일 다른 문제를 해결해야 하니 혼란스러웠다.

일주일이 지나도 달라진 것은 없었다. 분석심사 지침과 회의 자료를 읽고 사이버 연수원 강의를 듣다가 퇴근했다. 간호사로서 임상에서 쉴 틈 없이 일하던 나로서는 하루 종일 한 자리에 가만히 앉아 있는 것만으로도 힘들었고 하루라도 빨리 업무를 익혀서 팀에 도움이 되고 싶었다.

하지만 병원에서의 신규 생활과 가장 달랐던 점은, 이곳에서는 병원처럼 신규를 짐 취급하는 사람이 아무도 없었다는 것이다. 간단한 질문을 해도 모두 친절하게 답해 주었고 딱딱한 분위기 속에서도 배려해 주는 마음이 느껴졌다. 시간이 지나면서 점차 이곳의 분위기에 적응해 갔다. 병원에서는 늘 긴박한 분위기 속에서 일하느라 긴장감이 컸지만 이곳은 모두가 차분히 자신의 업무에 집중하는 방식이었다. 업무의 양이나 난이도는 결코 가볍지 않았지만 분위기는 침착하고 여유로웠다.

건강보험심사평가원에서는 다른 직원을 병원처럼 '선생님'이라고 부르지 않고, 직급을 부른다. 관료제적인 구조가 처음인 나에게 이곳의 직급 체계는 꽤나 복잡하게 느껴졌다. 6급 주임부터 5급 대리, 4급 과장(주임연구원), 3급 팀장(부연구위원), 2급 부장, 1급 실장까지의 체계가 있었다. 보통 행정직이나 전산직은 6급, 간호사는 5급, 약사나 연구직은 4급으로 입사한다. 호칭은 동기들끼리를 제외하고는 주임님, 대리님, 과장님, 연구원님 등 직급을 기준으로 부른다. 병원에서는 입사 후 거의 1년간 '신규 샘'이라고 불렸는데 이곳에서는 입사하자마자 '대리님'이라고 불러주었다. 얼마 지나지 않아 내 이름과 직함이 적힌 명함도 받았다. '신규 샘'이 아닌 '대리님'으로 불리니 빠르게 소속감을 느낄 수 있었다.

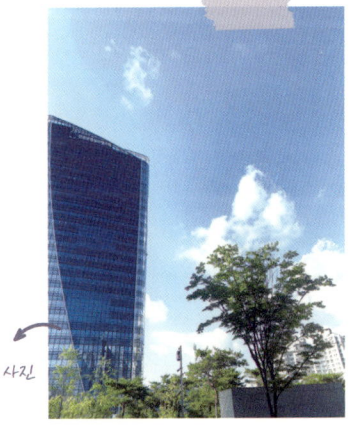

입사 당일 촬영한 회사 사진

무연고 타지에서 살아가기

두세 달이 지나자 회사에는 어느 정도 익숙해졌지만 연고가 전혀 없는 타지에서 살아가는 건 또 다른 일이었다. 입사 전부터 나를 잘 아는 지인들이 걱정하던 부분이 현실이 되어 버린 셈이다. 지방에서 살다가 서울에 올라와서 "서울이 최고"라는 말을 입에 달고 살았던 내가 병원을 그만두고 타지로 이직한 것 자체가 큰 변화였으니, 원주라는 도시에 적응하는 데는 더욱 어려움이 따를 수밖에 없었다.

그중에서도 가장 힘든 건 바로 주말을 보내는 일이었다. 내가 입사한 당시에는 서울에서 출퇴근하는 사람들, 사택에 사는 사람들이 많아 주말이 되면 회사가 위치한 혁신도시는 정말 한적해졌다. 원주 중심가에서 떨어진 혁신도시의 주말은 식당들도 대부분문을 닫고 8차선 도로는 텅 빈 유령 도시처럼 보였다.

입사 초기에 동기 대부분은 주말마다 본가로 갔고 나도 가끔은 집을 비웠지만 원주에서 보내는 주말은 정말 힘들었다. 서울에서는 혼자서도 잘 지냈었는데 고향과 원주는 도시 규모나 분위기 면에서 비슷해도 가족이나 친구가 없는 도시는 또 다른 느낌이었다.

처음엔 내가 괜찮을 줄 알았다. 혼자 있는 시간은 오히려 나를 돌아볼 수 있는 기회라고 생각했는데 그 시간이 길어질수록 집에 돌아가는 길이 너무 멀게 느껴졌다. 고향으로 가고 싶었지만 너무 멀어서 쉽게 갈 수 없었다. 입사 전에는 본가와 원주를 잇는 직통 버스가 하루에 두 번 있었으나 코로나19로 그 버스마저 끊기고 말았다. 고향이 전라도라 원주에서 본가까지 가기 위해서는 기차를 두 번 갈아타거나 버스를 환승해야 해서 시간도 오래 걸렸다. 고향에 가고 싶어도 매번 7시간을 버스나 기차에서 보내는 게 너무나 힘들었다. 주말을 온전히 본가에서 보내기 위해 14시간을 이동하는 건 아무리 생각해도 너무 무리였다.

그 외에도 다른 사람들이 들으면 사소하게 생각할 수도 있겠지만 향신료가 가득한 외국 음식을 좋아하는 나에게 한식집과 강원도 향토 음식만 가득한 원주의 분위기는 큰 도전이었다. 서울에서는 집 근처에 병원과 은행도 있었고 대기 시간이 길어도 불편함이 적었는데 원주에서는 그런 부분이 조금 불편하게 느껴졌다.

회사가 있는 혁신도시가 정말 우울하고 색깔 없는 흑백 도시처럼 느껴졌다. 이건 나뿐만 아니라 동기들도 비슷하게 느꼈던 부분이었다. 지금 생각해 보면 아마 타지에 적응하는 과정이었겠지만 그때는 정말 어려웠다. 그 시절을 얘기할 때마다 농담처럼 "우리는 다 '원주블루(우울증)'에 걸렸었다."라고 말하곤 한다.

하지만 회사를 그만둘 수도 없고 이렇게 우울하게 지낼 수만도 없었기에 나는 마음에 맞는 동기들과 함께 운동을 하기로 했다. 혁신도시의 공원에서 런닝을 하거나 동네에서 배드민턴을 치거나 퇴근 후 회사 헬스장에서 함께 운동하며 시간을 보냈다. 새로 찾은 원주 맛집을 서로 공유하며 함께 가기도 했다. 우리는 점차 원주 맛집과 카페 지도를 만들며 원주 투어를 했다. 대부분 타지에서 온 사람들이었기 때문에 우리는 많은 시간을 함께 보낼 수밖에 없었고 그 덕분에 더 가까워졌다. 소중한 동기들 덕분에 점점 원주 생활에 적응할 수 있었다.

동호회 활동도 추천한다. 나는 입사한 뒤 한참 지나서야 여러 동호회가 있다는 걸 알게 됐다. 회사에는 운동, 사진, 미술, 종교 등 다양한 동호회가 있고 회사 차원에서 지원도 많이 해주기 때문에 적극적으로 참여하면 원주 생활이 더 즐겁고 유익할 수 있다. 만약 회사 동호회가 부담스럽다면 혁신도시 내 커뮤니티도 잘 이루어져 있으니 외부 동호회에 참여하는 것도 좋은 방법이다. 또한 원주시는 원주로 이주한 1인 가정을 위해 다양한 체험 활동을 주기적으로 진행하므로 잘 찾아보고 참여하는 것도 원주에 적응하는 데 큰 도움이 될 것이다.

내가 입사했을 때 지원 발령자는 없었고 100여 명이 모두 원주 본원으로 발령받았다. 그리고 우리 직번부터는 사택도 제공되지 않았다. 회사가 원주로 이전한 이유는 공기업 지방 이전 정책의 일환이라서 점차 서울 출퇴근 통근 버스와 사택을 줄일 예정이라고 한다. 만약 전보 신청을 하고 운이 좋아 지원에 간다고 해도 순환 근무가 원칙이라 다시 본원으로 돌아올 가능성이 크다. 사실 이 점은 우리 회사의 가장 큰 사직 사유 중 하나이다. 같이 근무하다가 사직이나 이직을 한 사람 중 많은 이들이 원주에서 평생 살기는 어렵다고 느껴서 회사를 그만두었다. 건강보험심사평가원 입사를 생각하고 있다면 업무적인 부분뿐만 아니라 원주 본원에서 근무할 수 있는지, 지역적인 부분도 충분히 고려하고 오는 것이 좋을 것 같다.

심사직으로서 첫 업무: 회의체 운영

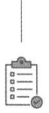

건강보험심사평가원의 심사직 업무는 진료비 심사, 의료질 평가운영, 현지 조사, 의료 행위 관리, 치료 재료 관리, 의약품 관리, 의료 자원 관리 등으로 다양하게 나뉜다. 내가 배치된 부서는 진료비 심사 중 하나인 분석심사를 개발하고 운영하는 곳이었다. 분석심사는 입사를 준비하면서 한 번도 들어보지 못한 개념이라 낯설게 느껴졌다.

| 심사직 업무 |

HIRA 시스템	의료행위관리	치료재료관리	의약품관리
진료비심사	의료질 평가운영	의약품안전사용서비스(DUR)	현지조사
의약품유통정보관리	의료자원 관리	환자분류체계 개발	보건의료 Big data 분석

출처: https://www.hira.or.kr/

분석심사는 의료의 질과 비용을 통합적으로 관리하는 방법이다. 이 심사는 주제별로 외부 임상 전문가들이 참여하는 회의체를 통해 지표를 개발하고 운영한다. 회의체에는 전문 학회 소속의 의학 전문가들뿐만 아니라 심사·평가위원, 보건 통계학자 등 다양한 전문가가 참여한다. 회의체는 최대 12인 이내로 구성되며 각 주제의 특성에 맞게 운영된다. 내가 입사했을 당시 이 분석심사는 비교적 새로운 심사 방식이어서 심사 프로세스가 완전히 정립되지 않은 상태였다.

나는 슬관절치환술을 주제로 하는 분석심사 업무를 맡게 되었다. 슬관절치환술은 무릎 관절 손상이 심한 환자에게 시행되는 수술로서 진료 인원과 진료비 규모가 큰 의료 영역이다. 내 업무는 이 회의체를 운영하며 지표를 개발하고 검토하는 한편, 실제 심사와 중재를 지원하는 일이었다.

사실 입사 당시만 해도 나는 내 임상 경력과 관련된 업무를 하게 될 것이라고 예상했다. 종양내과는 아니더라도 최소한 내과 관련 분야일 줄 알았지만 내 경력과 전혀 다른 정형외과 분야를 담당하게 되어 과연 내가 잘할 수 있을지 많이 걱정했다. 그렇게 고민하며 보낸 2주 후, 드디어 첫 출장을 가게 되었다. 그동안 과장님들은 매우 바쁘셨는데 바로 이 회의가 예정되어 있어 회의 준비로 정신없으셨던 것이었다. 나는 업무에 대한 파악이 부족한 상태로 서울에서 열린 회의에 참석하게 되었다. 회의는 외부 의학협회에서 추천한 '슬관절치환술 전문 심사위원회'의 회의였으며 내부 위원들과 대학병원 정형외과 교수님들, 통계학 교수님들이 참석하여 지난 분기 지표를 확인하고 기존 지표를 변경하는 논의가 진행되었다. 그 회의에서 나는 서명록을 확인하고 회의를 녹음한 뒤 회의록을 작성하는 업무를 맡았다. 이것이 내 첫 번째 공식적인 업무였다.

첫 회의록 작성은 예상보다 훨씬 어려웠다. 회의록을 작성하는 데 꼬박 이틀이 걸렸다. 위원님들이 사용하는 정형외과 의학 용어를 대부분 이해할 수 없었기 때문이다. 여러 사람의 목소리가 섞여 녹취록을 반복해서 들어야 했고 위원님들의 이름과 목소리도 낯설어서 식별하는 데 애를 먹었다. 예를 들어 한 위원님이 "병원마다 라미나 차이가 커 동일한 적용이 어려울 수 있다."라고 말씀하셨는데 나는 '라미나'가 뭔지 전혀 알 수가 없었다. 수십 번 반복하며 듣고 비슷한 단어를 모두 검색한 끝에 그 단어가 '라미나 플로(Lamina Flow)'라는 것을 알게 되었다. 이는 무균 양압 시스템이 갖춰진 수술실을 의미하는 용어였다.

회의록 초안을 작성하고 나면 과장님이 수정하여 팀장님께 전달되는 구조였는데 처음 경험하는 일이라 걱정이 앞섰다. 나는 나름대로 최선을 다해 작성했지만 과장님과 팀장님이 수정한 최종 회의록은 내가 쓴 것과 전혀 달랐다. 회의록은 회의에 참석하지 않은 사람도 쉽게 읽고 이해할 수 있어야 한다. 그러나 나는 회의 내용의 절반 이상을 제대로 이해하지 못한 상태에서 회의록을 작성했기 때문에 그 부분에서 어려움이 있었다. 그럼에도 불구하고 과장님은 나를 격려해 주셨다. "어려운 일이지만 잘하고 있으니 걱정하지 마라."라고 말씀해 주셨고, 그 덕분에 조금은 안심할 수 있었다.

회의가 끝난 후, 나는 출장 여비와 수당 등을 예산에 맞춰 정리하고 회의 결과와 회의록을 첨부해 결재를 받아야 했다. 이는 행정 업무에서 기본적인 과정이지만 결재라는 절차가 처음이라 많이 혼란스러웠다. 결재 문서에는 수신자와 첨부파일이 다른 4가지 버전의 문서가 존재했는데 원내 결재시스템이 아닌 분석심사 시스템을 사용하는 것이라서 하나라도 틀리면 처음부터 다시 작성해야 했다. 그래서 처음 결재 버튼을 누를 때는 손에 땀이 날 정도로 긴장했다.

데이터 분석

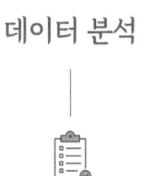

　분석심사 업무를 본격적으로 시작하려면 내가 맡은 슬관절치환술과 관련된 명세서와 진료내역에 대한 원내 자료를 다룰 수 있어야 했고, 이를 위해서는 SAS라는 통계 분석 프로그램을 사용해야 했다. 이 프로그램은 건강보험심사평가원에서 사용하는 방대한 의료 데이터를 처리하는 데 필수적인 도구였다. 데이터는 환자들의 진료 정보로 이루어져 있으며 용량이 크고 복잡해서 엑셀로는 도저히 다룰 수 없다고 했다.

　하지만 SAS를 제대로 활용하려면 먼저 우리 원의 데이터 구조를 잘 이해해야 했다. 문제는 내가 코로나19 대유행 시기에 입사한 탓에 데이터 관련 교육을 받지 못했고 모든 교육이 잠정 중단된 상태였다는 점이다. 책과 온라인 강의를 통해 독학을 시도했지만 그 내용은 너무나도 생소하고 어려웠다. 용어가 생소한 것은 물론이고 데이터 구조도 복잡했다. 숫자와 영어로 가득 차 있는 테이블과 칼럼명은 그 의미를 파악하는 것조차 쉽지 않아 필요한 정보가 어느 테이블의 어느 칼럼인지 알 수 없었다. 강의를 들으면서도 '이게 무슨 말이지?'라는 생각만 계속 들었고 그저 혼란스러웠다.

간호사 경력을 바탕으로 심사 기준에 따라서 심사하는 나를 상상하고 입사했기 때문에 처음에는 데이터와 통계 분석 업무에 대한 괴리감이 컸다. 환자를 직접 대면하며 치료를 돕던 임상 경험과는 전혀 다른 일이었다. 갑자기 데이터를 다뤄야 하는 업무가 주어지니 '내가 과연 이 일을 잘할 수 있을까?' 하는 의문이 들었다. 내가 해야 할 일은 환자와 직접적으로 대면하지 않으면서도 의료 질과 비용을 관리하는 일이었다. 그래서 처음에는 이 업무의 의미를 명확히 이해하기 어려웠고 그만큼 혼란도 컸다.

그럴 때마다 입사를 후회하는 순간들이 찾아왔다. '이게 정말 나에게 맞는 일일까?'라는 고민이 머릿속을 맴돌았고 낯선 업무 앞에서는 주저하게 됐다. 밤이 되면 '언젠가는 익숙해지겠지.'라며 스스로를 다독였지만 확신이 들지 않았다.

데이터 분석 업무는 거대한 벽처럼 느껴졌다. 처음 접하는 SAS 프로그램도, 방대한 데이터를 다루는 것도 쉽지 않았다. 몇 주가 지나도 프로그램과 데이터가 익숙해지지 않아서 초반에는 회의 자료 정리나 외부 논문 검색처럼 비교적 단순한 업무를 맡았다. 그러나 시간이 날 때마다 과장님들이 사용한 구문(SAS에서 실행 가능한 명령어 단위로 DATA, PROC, IF, SQL문을 포함)을 살펴보고, 동기들과 정보를 공유하며, 모르는 부분은 질문하면서 점차 데이터 구조와 SAS 프로그램을 익혀 갔다. 처음에는 어렵기만 했던 데이터 구조와 프로그램이, 교육을 몇 번 듣고 선배들이 짜놓은 구문을 실행해 보면서 자연스럽게 익숙해졌다. 모르는 부분은 찾아보고 응용하다 보니 어느새 구문을 작성하고 데이터를 다루는 일이 점점 부담스럽지 않게 다가왔다.

지난날의 걱정이 별것 아니게 느껴지는 순간이 올까 싶었는데 정말 그런 날이 왔다. 물론 여전히 어려운 부분은 있지만 필요한 데이터를 조건에 맞춰 추출하고 원하는 값을 구하는 일이 더는 처음처럼 막막하지 않다. 오히려 엑셀이나 액세스보다 편하게 느껴질 때도 있다. 결국 데이터를 다룬다는 것은 많은 양의 정보를 좀 더 체계적으로 정리하는 과정일 뿐이지 처음 느꼈던 두려움만큼 거창한 일이 아니었다. 원하는 결과가 한 번에 도출될 때면 뿌듯함을 느끼고 이제는 업무에 필요한 만큼은 충분히 해낼 수 있게 되었다.

처음에는 너무 어렵고 막막했지만 지금 돌아보면 누구나 처음은 힘든 법이었다. 그때 당시의 나에게 '너무 걱정하지 말라'고 말해 주고 싶다.

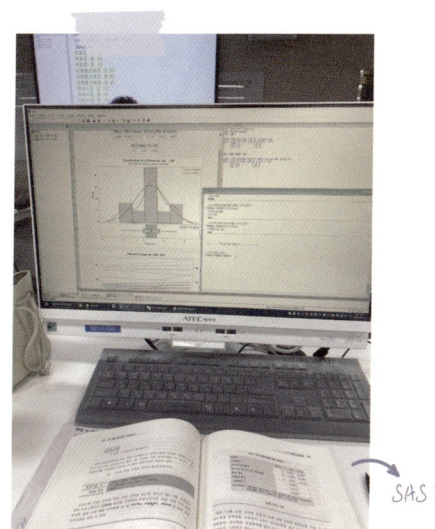

SAS 프로그래밍 교육

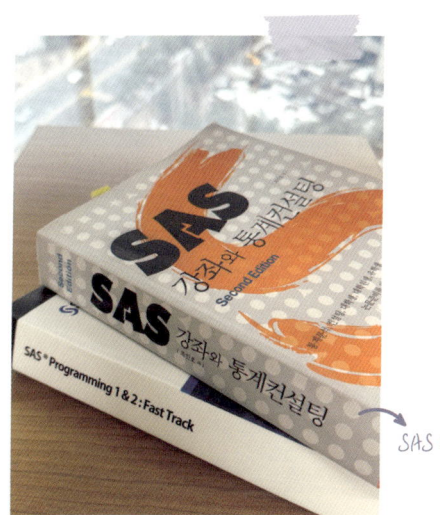

SAS 관련 책들

다양한 업무에 대해 알아가다

한 달, 두 달이 지나면서 점점 내가 맡고 있는 업무가 어떻게 돌아가는지 알게 되었고 단순한 보조 업무를 넘어서며 조금씩 일하는 기쁨을 느끼게 되었다. 처음엔 어수선하고 조용하게만 느껴졌던 부서 분위기도 점차 익숙해졌다. 그리고 동기들과 가끔 테라스에서 바람을 쐬며 대화를 나누거나 부서 사람들과 농담을 주고받게 되었다. 어느새 부서와 내가 점점 더 가까워지고 있었다.

내 주요 업무는 분석심사 운영이었지만 그 외에도 다양한 업무가 연관되어 있었다. 예를 들어, 회의체 운영과 데이터 분석 외에도 새로운 지표를 만들어야 하는 일이 있었다. 그 과정에서 나는 전산팀과 협의하고 시스템에 지표를 어떻게 반영할지 고민하는 업무를 맡게 되었다. 팀장님은 내가 어느 정도 업무에 적응했다고 판단하셨는지, 처음으로 업무 협의 자료를 혼자서 작성해 보라고 하셨다. 그러나 문제는, 지난 두 달간 단순한 보조 업무만 하던 나에게 어떤 데이터를 어떻게 시스템에 반영해야 할지에 대한 감이 전혀 없었다는 점이었다. 이전에 작성된 협의 자료를 참고해 큰 틀은 잡았지만 나머지는 막막한 상태였다. 결국 팀장님께 "이건 정말 못 하겠어요."라고 말씀드리자 팀장님은 '어려워도 직접 해 봐야 일이 는다'며 끝까지 해보라고 격려하셨다. 결국 나는 바쁜 과장님들께 여러 번 질문하며 자료를 겨우 완성했다.

하지만 그 후 전산팀과 회의를 하면서 또 다른 큰 벽에 부딪혔다. 전산 담당자들의 질문을 하나도 이해할 수 없었던 것이다. 며칠간 야근을 하며 준비한 자료였지만 결국 과장님이 대신 답변해 주셨다. 내 역할이 부족하다는 자책감이 들었다. 하지만 이 경험은 나에게 많은 것을 가르쳐 주었고 그 과정에서 배운 것들이 나중에 큰 도움이 되었다.

그다음으로 맡게 된 업무는 본지원 회의에서 분석심사 담당자들이 업무 프로세스를 이해할 수 있도록 자료를 만드는 일이었다. 그때는 사업 초기라 업무 프로세스가 매우 복잡하고 경우의 수가 다양했다. 그래서 타임테이블 형식으로 표와 그림을 그려가며 정리했다. 그동안 내가 했던 일이 부족하다고 느꼈던 터라 이번에는 정말 최선을 다해 준비했고, 팀장님께 칭찬도 받았다. 완성된 자료가 게시되었을 때 정말 큰 뿌듯함을 느꼈으며 나중에 다른 자료에서 내가 만든 자료가 첨부된 것을 보았을 때는 기쁨이 배가 되었다.

본지원 회의가 끝난 후에는 지원 회의체에서 건의한 슬관절치 환술 심사 기준에 대한 검토 업무를 맡게 되었다. 당시에는 중증 도 높은 환자의 인공관절 수술 시 적용되는 복잡수가(신부전·혈 액암 등 중증 내과 질환이 있거나 병적 골절이 있어 수술의 난이 도가 높은 경우에 산정 가능한 수가) 기준 해석을 놓고 심사위원 들 간의 이견이 존재하는 상황이었다. 이를 해결하기 위해 위원들 의 다양한 의견을 수렴하고 국내외 문헌을 조사하여 관련된 의학 적 근거를 검토했다. 아울러 관련 전문가의 자문을 받아 회의 자 료를 작성했고, 이를 바탕으로 분석심사위원회에서 논의를 진행 한 다음에 심사기준부에 기준 검토를 의뢰했다. 고시에 반영되기 까지는 시간이 많이 소요되는 업무였으므로 이후 내 담당 업무가 변경되면서 끝까지 책임지지는 못했다. 그러나 검토의뢰서를 작 성하는 과정에서 다양한 문헌을 찾아보며 많은 것을 학습할 수 있 었고 타 부서와 지속적으로 소통하는 과정은 큰 배움이 되었다.

매월 정기적으로 담당하는 업무도 있었다. 매월 1일에는 지표 와 연동되는 급여 약제 목록을 검토하는 업무, 매달 진행되는 회 의 자료를 모니터링하여 엑셀로 정리하는 업무, 분기마다 산출되 는 지표와 데이터의 오류를 검증하는 업무 등도 맡았다. 그 외에 도 지원과 요양기관의 분석심사 관련 문의에도 응대해야 했다. 다행히 내 업무는 주로 지원 담당자들의 문의가 많아서 요양기관 민원이 많은 다른 부서에 비해 수월했지만, 처음에는 지원 과장님들께 전화하는 것조차 긴장되고 떨려서 조심스럽게 대응하곤 했다.

그렇게 다양한 업무에 적응해 가면서 어느새 병원에서 간호사로 일하던 시절이 점점 멀어져 가는 것을 느꼈다. 병동에서 친구들이 나누던 환자 이야기나 의학적인 대화들이 점차 낯설어졌고 일상에서 자주 쓰던 의학 용어들이 점차 잊히면서 그때의 나와 점점 더 멀어지는 듯한 기분이 들었다. 하루하루가 지나면서 간호사로서의 내 모습이 점점 더 아득하고 흐릿하게 느껴졌다. 처음에는 그것이 조금씩 다가오는 변화라고 생각했지만 어느 순간 나는 그 시절을 '내가 아니었던 것처럼' 느끼고 있었다. 내 기억 속의 '간호사였던 나'는 점점 먼 과거의 사람처럼 여겨졌고 그리워지기도 했다.

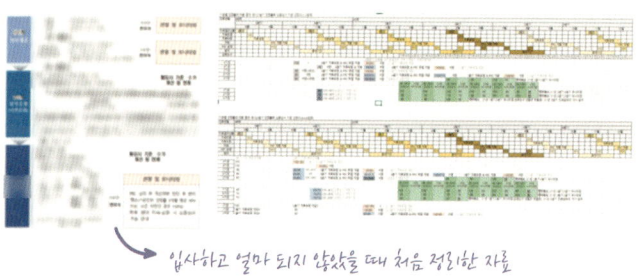

입사하고 얼마 되지 않았을 때 처음 정리한 자료

끝없는 이별, 바뀌는 업무

건강보험심사평가원 직원의 70% 이상은 여성이고 공공기관 특성상 다른 기업보다 휴직이 자유로운 편이다. 그래서 육아휴직을 포함해 휴직자가 많은데 매달 변동이 있긴 하지만 전체 직원 3,400여 명 중 적게는 400명, 많게는 700명까지 휴직 중이기도 하다.

나는 개인적으로 일과 삶의 균형을 중요하게 생각하기 때문에 누구나 인생의 중요한 시기에는 휴직할 수 있어야 한다고 생각한다. 하지만 함께 일하는 동료, 특히 내 업무를 함께 담당하는 짝꿍(과장님이나 대리님)이 휴직을 하면 그 빈자리가 크게 느껴지곤 했다.

실제로 내게 첫 업무를 가르쳐 주셨던 과장님 중 한 분도 내가 입사한 지 3개월 만에 휴직을 하셨다. 이후 새로운 과장님과 슬관절 분석심사 업무를 맡았는데 1년쯤 지나 호흡기질환팀에서 동시에 휴직자가 발생하며 업무 조정이 불가피해졌다. 결국 나는 천식과 COPD(만성폐쇄성폐질환) 분석심사를 맡게 되었다.

병원에서 항암치료만 해본 내가 첫 업무에 적응하는 것도 힘들었는데 이제는 천식과 COPD라는 완전히 새로운 분야를 맡게 되니 다시 눈앞이 캄캄해졌다. 내가 간호사였던 게 맞나 싶을 정도로 천식 하면 그저 드라마에서 보던 '입으로 약을 흡입해야 나아지는 병' 정도로만 알고 있었다.

슬관절 같은 급성 수술 질환과 고혈압, 당뇨, 천식, COPD 같은 만성질환의 분석심사 프로세스는 전혀 달랐다. 특히 호흡기질환은 약물 치료가 기본이라 관련 약제들을 익혀야 했는데 모든 약이 약어로 되어 있어서 처음엔 알아듣기가 어려웠다. 예를 들어, ICS(흡입스테로이드제), LTRA(류코트리엔조절제), LABA(지속성베타2항진제), SABA(속효성베타2항진제) 같은 용어들이었다. 이해할 수 있는 내용이 반도 안 됐던 첫 회의를 마치고 나니 1년 전 슬관절 분석심사를 처음 배울 때가 떠올랐다. 이제야 업무에 익숙해지고 재미도 붙였는데 또다시 새로운 분야로 넘어가야 한다는 게 속상했다.

그 이후로 같은 업무를 2년 동안 했지만 승진, 휴직, 인사발령 등의 이유로 내 짝꿍은 6개월마다 바뀌었다. 매번 새로운 과장님과 일하게 되었고 다른 부서에서 오신 분이 많아 '어디까지 알고 계신지, 내가 잘 가르쳐 드리고 있는지'가 늘 고민되었다.

간호사들은 휴직 후 복직하더라도 병동마다 기본적인 업무가 비슷해서 1~2주만 교육을 받고 일을 하게 되지만 우리 원에서는 부서마다 업무가 완전히 다르다. 같은 회사에 다녀도 부서에 따라 하는 일이 전혀 달라질 수 있는데, 특히 내가 속한 사업 부서는 기존 심사 부서와는 성격이 크게 다르다 보니 우리 팀의 업무는 처음 맡게 되는 과장님도 많았다.

그래도 함께했던 과장님들이 모두 열정적이고 좋은 분들이어서 일하는 데 어려움은 없었지만 계속되는 이별에 감정적으로 지치기도 했다. 사람들은 '휴직이 자유롭다'는 점을 우리 원의 가장 큰 장점으로 꼽지만 그만큼 팀원이 자주 바뀌는 현실도 감안해야 한다.

모든 이별이 아쉽지만 특히 업무적으로 정말 잘 맞던 동료가 떠날 때는 유독 더 힘들었다. 한 번은 6개월 동안 즐겁게 함께 일했던 짝꿍 과장님이 휴직을 하셔서 그분이 맡았던 업무를 내가 대신하게 되었다. 그제야 '이렇게 많은 일을 혼자 해결하고 계셨구나!' 하고 깨달았다.

휴직이나 전보보다 더 힘든 건 동료가 사직하고 회사를 완전히 떠날 때였다. 다시 만날 수 없다는 사실을 알기에 더 아쉬웠다. 코로나19로 화려한 송별회는 하지 못했지만 회의실에서 조촐하게 작은 파티를 열고 마지막 인사를 나눴다. 그 순간들은 지금도 소중한 기억으로 남아 있다.

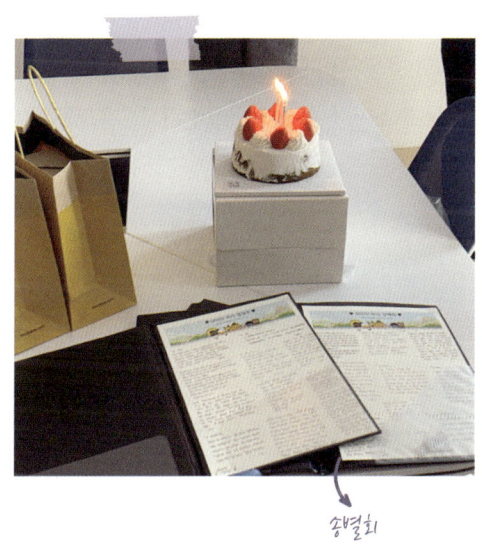

송별회

책자 발행부터 예산집행까지

천식과 COPD 분석심사 업무를 맡게 된 후, 처음 한 일은 요양기관에 배포할 분석심사 안내 책자를 제작하는 것이었다. 분석심사는 몇 년 전부터 진행된 선도 사업으로, 요양기관에 선도 사업에 대한 정보를 제공하는 것이 중요한 업무 중 하나였다. 마침 발령 시즌이라 새로 전보 온 과장님, 대리님들과 함께 이 책자 작업을 진행하게 되었다.

책자에는 분석심사 사업에 대한 안내뿐만 아니라 주제별 지표와 심사 기준 그리고 요양기관에서 참고할 수 있도록 타 학회에서 발행한 진료지침도 담았다. 타 부서에서 책자 제작 경험이 많은 과장님의 주도로 몇 사례 회의를 거쳐 목차를 정하고 기존 자료를 바탕으로 내용을 구성해 나갔다. 대한의학회와 호흡기학회에 공문을 보내 협의한 후 진료지침을 받아 첨부하는 과정도 필요했다. 내용이 어느 정도 완성된 후에는 인쇄업체와 협의해 디자인 시안을 고르고 여러 차례 수정 작업을 거쳤다. 그렇게 두 달 만에 책자가 완성되었다. 처음 하는 작업이라 걱정이 많았지만 책자를 손에 들었을 때 그동안의 노력이 결실을 맺었다는 기분이 들었다. 완성된 '천식과 COPD 분석심사 안내 책자'는 요양기관과 업무 담당자에게 배포되었고, 이후 요양기관에서 관련 문의가 올 때마다 가장 먼저 찾게 되는 필수 자료로 내 업무에도 유용하게 사용했다.

책자가 완성된 후에는 요양기관에 함께 보낼 안내문을 작성하는 업무가 이어졌다. 공통 내용을 담은 서면 안내문을 만들고 SAS 프로그램을 이용해 기관별 지표와 청구 현황을 추출한 뒤 데이터를 가공해 맞춤형 안내문을 제작했다. 이후 인쇄업체에 파일을 보내고 시안을 확인하며 수정 작업을 거쳐 최종본을 완성했다. 처음 해보는 업무라 걱정이 많았지만 하나하나 진행하다 보니 어느새 마무리 단계에 도달했다. 물론 업체 사정으로 요청한 대로 진행되지 않거나 의도와 다르게 처리되는 경우도 많았다. 매일 업체와 통화하며 수정 사항을 확인하고 반복 작업을 해야 했지만 결국 기한 내에 최종 파일을 제출할 수 있었다.

이후 약 1,000개 기관에 서면 안내문을 발송해야 했다. 인쇄소에서 안내문을 받은 후, 대량 등기 스티커를 받아 회의실에서 2~3일 동안 수작업으로 봉투를 포장하고 스티커를 부착하는 작업까지 직접 했다. 예상보다 더 많은 과정이 필요했지만 그만큼 성취감도 컸다.

책자 제작과 안내문 발송 외에 예산 관리와 행정 업무도 중요한 역할이었다. 책자 제작비, 안내문 발송비, 우편비 등 다양한 항목의 예산을 계획하고 집행하며 결과를 문서로 정리해야 했다. 특히 인쇄 및 등기 발송 비용은 예산 코드가 달라서 분기별 예산에 맞춰 부수와 비용을 조정해야 했다. 행정직 과장님들이 서무 업무를 도와주시긴 했지만 기본적인 흐름을 이해하고 있어야 원활하게 진행할 수 있었다.

책자 제작과 안내문 발송은 처음 해보는 업무였고 예산 관리와 행정 업무를 담당하면서는 마치 간호사가 아니라 일반 회사원이 된 기분이 들었다. 이때 시작된 책자 발행, 리플릿 제작, 서면 안내문 발송 업무는 이제 내 고정 업무가 되어 매년 반복적으로 진행하고 있다. 업무가 체계화되면서 대상 기관도 점점 늘어나 이후에는 약 5,000개 기관에 안내문을 발송했다. 선도 사업 부서에서 이런 업무 루틴을 만들어가는 것 또한 보람된 일이라고 생각한다.

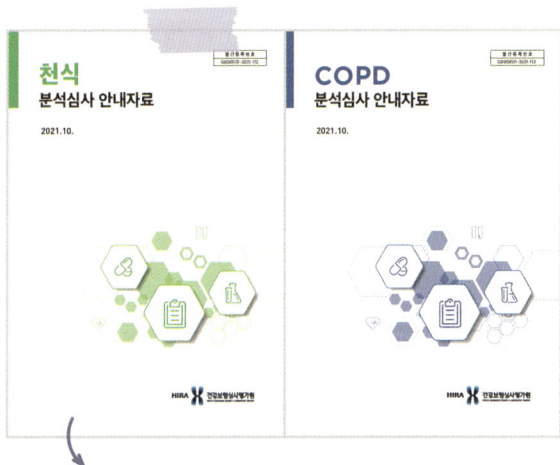

분석심사 안내 책자

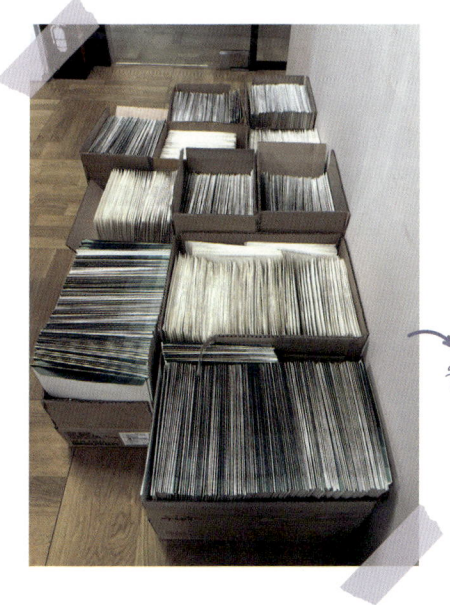

우편 작업

검증, 그 끝없는 과정

우리 부서는 '검증 부서'라고 불릴 정도로 데이터 검증이 주요 업무 중 하나이다. 데이터 검증이란 내가 요청한 내용이 제대로 구현되었는지를 확인하는 과정으로서 실제 계산된 값이 기대한 결과와 일치하는지 검토하는 작업을 의미한다. 데이터를 다루는 부서에서는 결과만큼이나 그 결과의 정확성이 중요하기 때문에 검증 과정은 필수적이며, 단순히 결괏값을 확인하는 것이 아니라 오류를 찾아 수정하는 것이 핵심이다. 이 과정은 새로운 지표를 만들거나 기존 지표를 수정할 때마다 반드시 거쳐야 한다.

검증은 주로 회의체나 지원 담당자들이 요청하는 새로운 지표를 만들 때 수행하게 된다. 먼저 원내 청구 자료를 바탕으로 여러 조건을 세분화하여 지표를 만든 후, 확정된 지표를 전산 담당자에게 전달해 화면 구현과 데이터 적재를 요청한다. 실제 지표가 산출되기 전까지 전산 담당자가 구현한 결과와 내가 지표를 만들 때 산출하고자 했던 결과를 비교하는 단계를 거친다. 이때 검증이 단한 번에 완벽하게 맞는 경우는 거의 없다. 오류가 있다면 그 차이를 찾아내는 것이 가장 중요한데 그 과정에서 복잡하고 세밀한 작업이 이뤄진다.

검증을 진행하면서 우리는 수천 줄의 데이터를 하나하나 살펴보며 결괏값이 틀린 이유를 찾아간다. 지표 결과가 단 10줄만 틀려도 그 원인을 찾는 일은 매우 어렵다. 왜냐하면 검증이란 단순히 데이터가 맞는지 틀린지를 확인하는 것이 아니라 틀린 이유를 밝혀내는 과정이기 때문이다. 각 단계에서 오류가 발생할 가능성이 있기 때문에 한 단계씩 차근차근 점검하며 문제를 줄여 나가야한다. 구문에서 명령어 순서나 기준이 조금만 달라도 결과가 달라질 수 있기 때문에 검증에는 절대적인 정답이 없다. 오히려 상대방의 쿼리(데이터를 조회하거나 처리하기 위한 요청)와 내 쿼리가 일치하지 않아야 문제를 발견할 수 있기 때문에 상대방의 구문을 그대로 가져와 비교하는 것은 의미 없는 검증이 된다.

한번은 기존에 운영하던 지표를 2년 만에 대대적으로 수정한 적이 있었다. 6개월에 걸쳐 새로운 지표를 만들고 기존 지표에 가중치를 적용해 세분화하며 기준선도 최신 기준으로 업데이트했다. 이렇게 새롭게 수정된 지표를 검증할 때도 마찬가지였다. 내가 요청한 방식대로 전산에서 정확히 구현되었는지 그리고 결괏값이 일치하는지를 하나하나 확인하는 과정이 필요했다. 단 하나의 값이라도 차이가 발생하면 그 원인을 찾는 것이 쉽지 않다. 차이를 이해하고 해결하는 데에는 상당한 시간과 인내력이 필요하다.

검증 과정에는 명확한 프로세스가 정해져 있지 않기 때문에 며칠씩 답을 찾지 못할 때도 있다. 이럴 때는 동료들에게 조언을 구하거나 전산 담당자와 직접 로직을 비교하며 문제를 해결해 나간다. 하지만 검증이 성공적으로 완료되고 오류를 찾아 수정했을 때의 성취감은 이루 말할 수 없다. 검증이 잘 이루어질수록 업무에 대한 재미도 커지고 더 나은 결과를 만들어낼 수 있다는 자신감도 생긴다.

새로운 지표를 만들거나 조건을 추가할 때마다 검증 과정은 반복된다. 변경 사항이 없다면 이전 구문을 다시 돌려보며 틀린 부분만 확인하는 방식으로 진행하기도 한다. 검증을 통해 정확한 데이터를 확보하는 과정은 끝이 없는 여정이지만 그 과정에서 느끼는 성취감과 재미는 그 무엇과도 바꿀 수 없다.

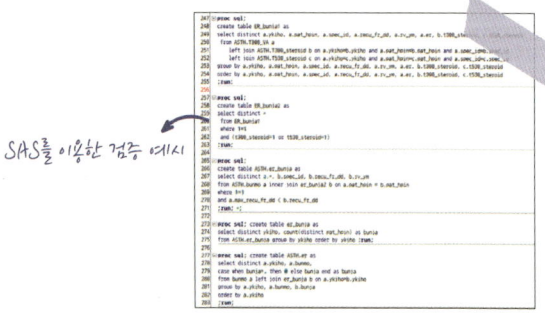

SAS를 이용한 검증 예시

코로나19와 건강보험심사평가원의 역할, 국립중앙의료원 파견

코로나19는 단순한 전염병을 넘어 사회 전반에 걸쳐 막대한 영향을 미쳤다. 우리 원은 코로나19 발발 초기부터 다양한 방식으로 국가적 대응에 지원했다. 2015년 메르스 사태를 계기로 환자의 해외여행력 정보를 의료기관에 제공하는 업무를 시작했고, 2020년 3월부터는 건강보험심사평가원의 DUR 시스템(Drug Utilization Review, 의약품안전사용서비스로서 병·의원에서 의약품 처방이나 조제 시 환자의 병력, 투약 이력 등을 실시간으로 확인할 수 있는 정보 제공 시스템)을 통해 환자의 전 세계 방문 이력을 병원이 실시간으로 확인할 수 있도록 했다. 이를 통해 의료기관이 감염 의심 환자를 빠르게 인지하고 조기 대응할 수 있는 기반을 마련했다. 또한 코로나19 진료 인프라를 구축하고 의약품

승인 절차와 건강보험 적용 기간을 단축해 환자들이 좀 더 신속하게 치료받을 수 있도록 지원했다.

건강보험심사평가원은 코로나19 환자 정보 관리와 음압병상 배정 시스템을 구축하고 운영했으며 국민안심병원을 지정해 코로나19 환자와 비(非)코로나19 환자의 동선을 철저히 분리했다. 이외에도 마스크 구매에 어려움을 겪고 있는 국민을 위해 마스크 중복 구매 확인 시스템을 구축하고, 공적 마스크 재고 현황과 입고 시간을 한국정보화진흥원에 제공해 국민이 관련 정보를 편리하게 확인할 수 있도록 했다. 우리 원은 이러한 시스템을 통해 코로나19 확산 방지와 국민의 안전을 위한 중요한 역할을 담당했다.

또한 보건의료 인력 250여 명 이상을 지원하여 현장에 힘을 보탰고 의료기관의 손실 보상 정책을 통해 코로나19로 피해를 입은 의료기관이 빠르게 회복할 수 있도록 도왔다. 지역사회의 어려운 상황을 돕기 위한 다양한 활동도 전개되었다.

이러한 상황 속에서 각 부서에서는 새로운 시스템을 개발하고 실시간 상황을 반영하기 위한 업무를 맡았으며 몇몇은 선별진료소, 의료기관, 질병관리청 등 여러 곳에 파견되어 현장에서 코로나19 대응에 직접 참여하게 되었다. 그중에서 나는 국립중앙의료원에 파견되어 질병관리청 중앙사고수습본부에서 2주간 근무하였다. 나는 코로나19 환자를 직접 만나는 선별진료소나 의료기관과는 다르게 공중보건의 선생님들과 함께 코로나19 환자 병상 배정과 환자 상태를 요약한 후 구급차를 요청하는 업무를 담당했다.

이 업무는 단순해 보이지만 50여 개의 메신저 방을 실시간으로 확인하고 반영해야 했기에 출근부터 퇴근까지 한시도 모니터에서 눈을 뗄 수가 없었다. 화장실에 가는 시간에도 업무가 밀려들어 당황할 때도 많았다. 하지만 완전히 새로운 사람들과 새로운 업무를 한 그 경험은 나에게 큰 전환점이 되었다. 평일, 주말 낮밤 가릴 것 없이 바쁘게 돌아가는 중앙사고수습본부에서 일하며 배울 점이 많았고 코로나19 대유행이라는 국가적 위기 상황 속에서 내가 직접 대응에 참여할 수 있다는 것 자체가 큰 동기부여가 되었다.

비록 이번엔 행정 업무가 주였지만, 다음에 또 국가적 위기 상황이 온다면 선별진료소처럼 환자를 직접 대면하는 업무에 지원해 파견 기회를 얻고 싶다는 생각이 들었다. 메르스, 코로나19, 의료 파업처럼 다양한 위기가 찾아오고 언제든지 상황이 바뀌기 마련인 의료계와 긴밀하게 협력하는 건강보험심사평가원의 업무 특성상, 어느 부서에 있든 우리나라 의료계에 직접적인 영향을 미칠 수밖에 없다는 점을 다시 한번 느꼈다. 그래서 내가 맡은 업무가 무엇이든 결국 국민의 건강을 지키는 데 기여한다는 더 큰 의미를 떠올리며, 앞으로도 언제든지 현장에 나갈 준비가 되어 있다는 마음으로 업무에 임하고 있다.

나에게 소중한 동기 그리고 동료들

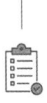

입사 이후 나에게 가장 큰 힘이 되는 건 역시 동기와 동료들이다. 낯선 타지에서 시작한 생활 속에서 그들은 든든한 버팀목이 되어 주었다. 입사 초반에는 실(室) 동기들과 주로 어울리며 서로 의지했고, 시간이 지나면서 좋은 관계를 맺게 된 선후배, 같은 부서 사람들 그리고 전 부서 동료들까지 함께하면서 내 삶이 훨씬 더 풍성해졌다.

앞서 말했듯이 우리 원의 업무는 매우 다양해서 부서를 이동하면 마치 전혀 다른 회사에 들어온 것처럼 낯설고 어렵게 느껴진다. 심지어 같은 부서 내에서도 새로운 업무를 맡게 되면 기존에 하던 일과 전혀 다른 경우가 많아서 항상 모르는 것들이 있다. 하지만 다행히도 언제든 편하게 물어볼 수 있는 사람들이 곁에 있다. 출근하자마자 켜는 동기 메신저 방에서는 마치 챗봇처럼 업무 관련 질문이 끊임없이 오간다. 심사 기준이나 청구 방법부터 우리 원의 데이터 테이블과 칼럼, SAS 프로그램 구문, 엑셀 함수까지 가리지 않고 묻는다. 설령 모르는 법령이나 고시라도 어떻게 찾으면 효율적인지 서로 공유한다. 다양한 부서에 있는 동기들에게 정말 많은 도움을 받고 나도 내가 아는 부분은 최대한 공유하려고 한다.

병원에도 좋은 사람이 많았지만 임상에서는 급박한 상황이 자주 발생하다 보니 서로에게 질문하는 것도 조심스러울 때가 많았다. 하지만 지금은 다들 마음의 여유가 있어서인지 부담 없이 물어볼 수 있고 도움을 주고받는 것이 자연스럽다. 그 덕분에 회사 생활이 그리 힘들지 않으며 되레 즐거움과 보람을 느끼고 있다.

또한 많은 동기가 회사가 위치한 혁신도시에 살고 있어서 자연스럽게 같은 아파트 옆 동이나 윗집에 살며 이웃이 되었다. 가까운 곳에 함께 살다 보니 업무적으로나 일상적으로도 더 친밀해질 수밖에 없다. 같은 아파트에 사는 동기들과는 물건을 공동으로 구매해서 나누기도 하고 반찬을 해서 서로 나눠 먹기도 한다. 대부분이 타지에서 온 사람들이라 서로 의지하며 많은 시간을 함께 보냈다. 소중한 동기들 덕분에 나도 원주 생활에 잘 적응할 수 있었다.

병원에서 일할 때는 친한 사람들이 모두 교대 근무를 하다 보니 함께 여행 가기가 어려웠다. 하지만 지금은 모두 같은 상근직이라 평일에 반차를 내고 강릉이나 춘천 같은 강원도 근교로 함께 여행을 가기도 하고 주말에는 1박 2일로 부담 없이 여행을 떠날 수도 있다. 그러다 보니 동기들과 더 빨리 친해졌고 함께하는 시간의 소중함을 느끼고 있다.

직원 대부분이 원주 본원에서 근무하기 때문에 부서를 이동하더라도 지역본부로 가는 게 아니라면 계속 얼굴을 볼 수 있다. 내가 좋아하는 사람들과 점심 약속을 잡고 함께 밥을 먹고 카페에 가는 것도 회사 다니는 즐거움 중 하나이다.

보통 마음이 안 맞는 사람이 한 명만 있어도 회사에 가기 싫어질 수 있다. 반대로 좋은 사람들과 함께한다는 건 회사에 가고 싶게 만드는 가장 큰 이유가 된다. 서로에게 도움이 되고 의지가 되며 함께 성장해 가는 동기와 동료들이 있기에 나는 오늘도 기분 좋게 회사로 향한다.

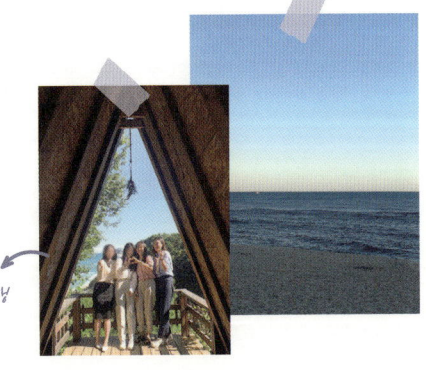

동기들과 떠난 강릉 여행

첫 전보: 새로운 부서, 새로운 업무

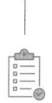

3년 반 동안 분석심사 부서에서 일하다 보니 어느새 내가 부서에서 가장 오래된 직원이 되어 있었다. 한 부서에 오래 있으면 업무가 익숙해지고 일 처리가 편해지는 장점이 있지만 그만큼 일에 대한 새로움이나 자극이 사라지기도 한다. 본인이 원한다면 5년까지 한 부서에 있을 수 있지만 나는 조금 다른 분야에서 경험을 쌓고 싶다는 생각이 들었다.

기존의 건별 심사 업무와 청구, 명세서 관련 업무는 잘 모르던 터라 새로운 업무를 배우고 싶어 전보 신청을 하였다. 전보는 매년 다르지만 보통 3년 이상 근무한 직원들이 대상이 된다. 하지만 각 부서의 인력 현황, 개인 사정, 재직 기간 등을 종합적으로 고려해서 발령이 나기 때문에 신청한다고 해서 바로 원하는 부서로 갈 수 있는 것은 아니다. 게다가 대부분의 직원이 비슷한 부서를 선호하기 때문에 기대보다는 현실을 직시하는 게 좋다.

그럼에도 불구하고 나는 새로운 부서로 전보를 신청했고 역시나 예상과는 전혀 다른 부서인 신포괄수가개발부로 발령받게 되었다. 개발 부서는 대체로 업무가 힘들다는 인식이 있었고, 특히 신포괄수가는 다른 부서와 업무가 완전히 달라서 그만큼 낯설고 어려울 거라는 주변의 걱정이 많았다. 그런 불안한 마음으로 새 부서에 첫 출근을 하게 되었다. 그때 팀장님께서 나를 보고 "겁 먹을 거 없어요, 대리님! 여기 다 사람 사는 곳이에요."라고 말씀하시며 긴장을 풀어주셨다.

발령 결과가 나오고 일주일 후, 새로 발령받은 부서에 출근하자마자 OJT 교육(직장 내 훈련, 보통 실에서 주관하는 자체 교육)이 시작되었다. 이 교육은 각 부서 팀장님들이 포괄수가제, 신포괄지불제도, 질병분류체계 등 관련 업무에 대해 설명하는 시간이었다. 그때의 느낌은 마치 새로운 회사에 입사한 기분이었다. 내가 이전에 해본 업무와는 너무 달라서 처음엔 적응이 쉽지 않았다.

포괄수가제는 건강보험 지불체계의 하나로서 기존의 행위별수가제와는 다르게 환자분류체계를 바탕으로 질병군별로 입원 환자를 구분하여 묶음으로 진료비를 보상하는 방식이다. 이 제도는 입원 기간에 제공된 의료 서비스의 종류와 양에 관계없이 미리 책정된 금액을 보상한다는 특징이 있다. 현재 우리나라는 의원, 병원, 종합병원, 상급종합병원 등에서 입원한 환자 중 4개 진료과의 7개 질병군(수정체 수술, 편도 및 아데노이드 절제술, 충수절제술, 서혜 및 대퇴부 탈장수술, 항문수술, 자궁 및 자궁부속기 수술, 제왕절개분만)을 대상으로 이 제도를 시행하고 있다. 그리고 신포괄지불제도는 기존의 포괄수가제도를 개선한 새로운 제도이다. 이 제도는 행위별로 보상하는 부분과 포괄적으로 보상하는 부분을 혼합하여 적용하는 방식으로 약 90개 병원에서 시범사업을 진행하고 있다. 이 시스템에서는 입원 일수와 신포괄수가가 적용되는 질병군에 따라 요양 급여 비용을 산정한다.

이 업무를 담당하는 포괄수가실은 크게 포괄수가기획부, 포괄수가운영부, 신포괄수가개발부, 신포괄수가심사부, 분류체계개발부로 나뉘어 있다. 그중에서 나는 신포괄수가개발부로 배정받아 조정계수 업무를 맡게 되었다. 개발부라고 해서 신포괄수가 모형을 만드는 업무를 할 거라 생각했으나 사실 내가 처음 맡은 업무는 수가를 산출하는 과정 중 하나인 조정계수 업무였다. '조정계수'라는 용어조차 처음 들어본 나는 머릿속에 물음표가 가득했다. 더욱이 조정계수팀은 그동안 업무를 해온 선배들이 나가고 새로 들어온 직원들로 구성되어서 더 막막하게 느껴졌다.

| 포괄수가실 모식도 |

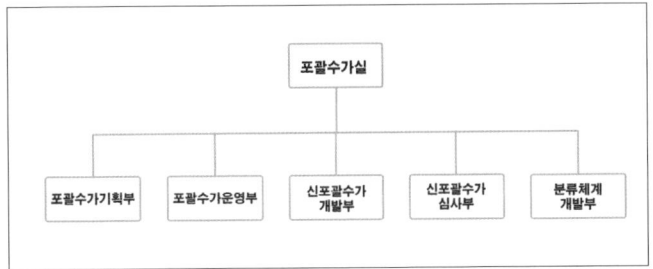

출처: https://www.hira.or.kr/

발령받고 5개월 후, 새로운 수가가 나오게 되어 팀원들은 모두 낯설어하며 걱정 가득한 채로 업무를 시작했다. 나 또한 잘할 수 있을지 몰라 걱정했지만 새로운 업무에 대한 배움의 기회를 갖게 된 것만으로도 큰 동기부여가 되었다.

신포괄수가개발부

신포괄수가개발부에서의 업무는 이전 분석심사 업무와는 달랐다. 포괄수가제나 신포괄수가지불제도는 기존의 행위별 수가제와는 전혀 다른 방식의 지불제도이기 때문이다. 이전 부서에서 분석심사 업무를 할 때는 주로 명세서 단위의 청구 자료를 다뤘는데, 신포괄수가개발부에서는 병원에서 제출하는 원무자료인 수가산출자료를 기반으로 작업이 이루어졌다. 익숙한 방식과는 완전히 달라서 그 차이를 이해하고 적응하는 데 시간이 꽤 걸렸다. 또 행위별 명세서에는 '일자' 개념이 없지만 신포괄지불제도에서는 입원 일수에 따라 진료비가 달라지기 때문에 입원부터 퇴원까지 일자별로 구성된 자료가 핵심이 된다. 또한 입원환자분류체계(KDRG)를 사용해 진단명과 주요 시술·수술을 기준으로 의료 자원 소모가 비슷하며 임상적으로 유사한 그룹끼리 분류하는 개념도 생소했다. SAS 프로그램을 사용하긴 하지만 다루는 데이터가 다르고 기본 테이블과 칼럼명도 모두 달랐다.

신포괄수가개발부에는 병원에서 제출하는 원무자료를 관리하는 자료제출팀, 신포괄수가의 기본이 되는 일자별 수가를 만드는 기본수가팀, 각 시범 기관에 맞는 조정계수를 산출하는 조정계수팀, 비급여 항목을 관리하는 팀 등이 있는데 나는 조정계수팀에 배정되었다. '조정계수'는 다양한 분야에서 사용되는데 특정 조건에 맞게 값을 조정하는 역할을 한다. 신포괄수가제에서는 약 90개 시범 기관의 진료 형태, 병원 규모, 비용, 의료 자원의 차이를 반영하기 위해 조정계수를 활용한다. 같은 질병군이라도 병원마다 소비하는 의료 자원(시설, 인력, 장비 등)이 다르기 때문에 이를 반영하여 각 병원의 조정계수를 다르게 산출한다. 예를 들어, '가' 질병군의 3일 입원 진료비가 100만 원이라면 A 병원은 1.2의 조정계수가 적용되어 120만 원을 받고, B 병원은 0.8이 적용되어 80만 원을 받는 식이다. 물론 실제 계산은 훨씬 복잡하고 시설 규모, 인력 수준, 환자 구성 등 여러 요소가 반영된다.

조정계수팀에서 맡은 업무는 단순히 계수를 산출하는 것만이 아니었다. 조정계수 모형을 개선하고 신포괄수가 시범사업 결과를 분석하며 전산 개발 및 관리, 산출 자료의 정확도 평가 등 다양한 작업이 포함되었다. 그 외에도 관련 기관과의 간담회, 수가 발표 전 설명회 개최 등도 주요 업무였다. 특히 수많은 조건을 검토하고 시뮬레이션을 거쳐 최적의 값을 도출하는 과정이 반복되었는데 단순한 숫자 계산이 아니라 실제 의료 현장의 변화를 반영하는 중요한 작업이었다.

처음에는 모든 것이 낯설고 어렵게만 느껴졌지만 좋은 팀원들을 만나고 6개월 정도 지나자 점차 적응할 수 있었다. 그리고 몇 달 뒤, 새로운 발령으로 인해 부서 내 업무가 조정되면서 기본수가팀으로 이동하게 되었고 현재는 기본수가 산출과 신포괄수가제 모형 개선 업무를 담당하고 있다. 옆 팀에서 어떤 업무를 하는지는 알고 있었지만, 막상 직접 맡아 보니 기본수가팀은 매년 환산지수를 반영한 수가 조정을 하고 상대가치 가산 항목을 별도로 보상할 방안을 검토하는 등 조정계수팀과 비슷하면서도 또 다른 역할을 하고 있었다.

조정계수 업무와 기본수가 업무를 모두 경험해 본 후에야 신포괄수가지불제도를 좀 더 많이 이해하게 됐다. 하지만 여전히 배울 것이 많고 새로운 문제를 해결해 나가야 하는 과정이므로 지루할 틈이 없다.

항상 어렵지만, 그래도

이전 부서에서도 다양한 업무를 맡아 봤지만 전보 이후에도 업무가 조정되며 또 다른 일을 맡게 되었다. 어느덧 건강보험심사평가원에서 보낸 시간이 5년 가까이 흘렀고 병원에서 근무한 기간보다 이곳에서 일한 시간이 더 길어졌다. 최종 합격 화면을 보고 기뻤던 순간, 설렘과 불안을 안고 원주로 이사 오던 날, 입사 초반 SAS 구문을 간호학 공부하듯 A4 용지에 손으로 하나하나 적어가며 공부하던 때가 아득하게 떠오른다.

나는 새로운 환경과 업무 변화를 스트레스로 받아들이는 편이었다. 그런데 이제는 나이가 들어서인지 아니면 어느새 이곳에 익숙해져서인지, 부서가 바뀌고 맡은 일이 달라져도 본질적인 흐름은 크게 다르지 않다는 것을 깨닫게 되었다. 처음에는 모든 것이 어렵지만 결국 기본이 되는 지식과 이해가 쌓이면 새로운 업무도 점점 익숙하게 해낼 수 있다는 자신감이 생겼다. 부서마다 맡은 역할은 다를 수 있지만 내가 하는 일은 결국 데이터를 원하는 조건에 맞게 편집하고 분석하며 이를 바탕으로 보고서를 작성하는 것이다. 또한 지침이나 고시를 업데이트하고 책자로 발행하는 일, 필요시 전산 개발을 요청하고 검증하는 일, 회의체를 운영하며 설명회나 간담회를 진행하는 일도 포함된다. 결국 업무의 큰 흐름은 어디에서나 비슷했다.

업무를 하다 보면 검토한 내용의 절반 이상은 여러 현실적인 이유나 이해관계 속에서 실제로 적용되지 않는다. 처음에는 애써 분석하고 보고서를 작성한 내용이 활용되지 않는 것에 회의감이 들기도 했다. 하지만 간호사 시절 환자의 간호기록이 중요했던 것처럼 이곳에서도 '기록'이 무엇보다 중요하다는 것을 알게 되었다. 내가 검토한 내용을 문서로 남기지 않으면 그 일은 결국 하지 않은 것이나 다름없게 되니, 분석과 검토 후에는 반드시 결과를 문서화하고 결재를 받아야 한다. 그래야 다음 사람이 이어서 검토하거나 후속 작업을 진행할 수 있기 때문이다.

입사 초반에는 하루 종일 데이터와 서류 속에 파묻혀 있어서 내가 하는 일이 가치 있는지를 고민한 적도 많았다. 하지만 이제는 내가 하는 일이 환자를 직접 대면하지는 않아도 국민 건강과 의료 자원의 효율적 운영에 기여하고 있다는 점에서 보람을 느낀다. 물론 아직도 보고서를 작성하는 것이 어렵고 데이터를 자유자재로 다루는 것이 쉽지 않지만, 어려운 만큼 더 성장할 수 있을 거라고 생각한다. 앞으로 발전을 거듭해 의료 시스템의 작은 부분이라도 기여할 수 있다면 그 또한 큰 자부심이 될 것이다.

사실 건강보험심사평가원에 대한 의료기관과 일부 국민이 갖고 있는 인식이 꼭 긍정적인 것만은 아니다. 건강보험심사평가원은 공공기관으로서 국민의 건강을 지키고 의료의 질을 높이는 중요한 역할을 하고 있음에도 많은 사람이 그 중요성을 잘 알지 못한다. 부정적인 시각도 존재하지만 내가 직접 이곳에서 일해 보니 그동안 보이지 않던 것이 보이게 됐다. 건강보험심사평가원의 업무는 단순한 행정이 아니라 매우 전문적인 일이며, 이곳의 많은 사람이 각자의 자리에서 국민 건강을 위해 끊임없이 고민하고 노력하고 있다. 나 또한 국민이 좀 더 안전하고 질 높은 의료 서비스를 받을 수 있도록 돕고 있다는 사실에 큰 보람을 느낀다. 앞으로도 더욱 노력하며 내가 맡은 역할을 충실히 해내고 싶다.

6장

건강보험심사평가원 이야기

건강보험심사평가원 자랑하기

1. 임신·출산·육아 지원

우리 원의 육아 관련 지원 제도는 우리나라 최고 수준이라 생각한다. 임신 전부터 난임 직원을 위해 난임치료를 위한 휴가 사용이 가능하며 난임 관련 휴직도 가능하다. 임신 시 전 기간에 2시간 단축 근무가 가능하고 임신 축하 용품도 지급된다. 매달 1회 검진휴가와 출산장려지원금도 제공된다.

출산휴가는 90일, 배우자 출산휴가는 20일이며, 육아휴직은 조건 충족 시 최대 3년 6개월까지 가능하다. 육아기 근로시간 단축도 자녀가 만 12세 이하이면 최대 3년까지 사용할 수 있다.

원주 본원은 물론이고 수원, 서초, 분당에도 직장어린이집이 운영되고 있으며 원주 본원에는 초등학생 자녀를 위한 '다함께돌봄센터'도 마련되어 있다. 무엇보다도 아이를 키우는 여성 직원의 비율이 높아 육아휴직이나 자녀돌봄휴가를 사용할 때 눈치 보지 않는 분위기가 조성되어 있다는 점이 큰 장점이다.

구분	내용
출산전휴휴가	(휴가 기간) 90일
배우자 출산휴가	(휴가 기간) 20일
육아휴직	(휴직 기간) 최대 3년, 부모 모두 3개월 육아휴직 시 최대 3년 6개월
육아기 근로시간 단축	자녀 만 12세(초등학교 6학년) 이하, 최대 3년, 연차 산정 포함

2. 시차출퇴근 및 탄력근무제

아이를 둔 직원뿐 아니라 주 40시간 근무자라면 누구나 시차출퇴근제를 자유롭게 활용할 수 있다. 출근 시간은 오전 8시부터 10시 사이에서 30분 단위로 조정 가능하며 일 단위 또는 월 단위로 선택해 신청할 수 있다.

초등학생 이하 자녀를 둔 경우, 원거리 통근자이거나 대학원 재학 중인 직원이라면 '근무시간 선택형' 또는 '집약근무형' 근무제를 선택할 수 있다. 예를 들어, 서울 소재 대학원에 다니는 경우에는 근무를 몰아서 하고 수업이 있는 날 쉴 수 있다.

구분		내용
근무시간 선택형	근무A형	월 12:00~18:00, 화~목 08:00~19:00, 금 09:00~15:00
	근무B형	월 12:00~17:00, 화~금 09:00~19:00
	근무C형	월~목 09:00~19:00, 금 09:00~14:00
	근무D형	월 10:00~18:00, 화~목 09:00~19:00, 금 09:00~16:00
집약 근무형	집약가형	금요일 휴무, 월~목 08:00~19:00
	집약나형	월요일 휴무, 화~금 08:00~19:00
	집약마형	화요일 휴무, 월·수~금 08:00~19:00
	집약바형	수요일 휴무, 월·화·목·금 08:00~19:00
	집약사형	목요일 휴무, 월~수·금 08:00~19:00

3. 10분 단위 연차 사용 및 자유로운 분위기

연차는 하루 또는 반일 단위뿐 아니라 10분 단위로도 사용이 가능해 개인 일정에 맞춰 유연하게 근무할 수 있다. 예를 들어, 출근 시간에 붙이거나, 중간에 30분 정도 사용하거나, 점심시간에 한 시간 정도 더해 여유롭게 복귀하는 것도 자유롭다.

특별한 회의나 일정이 없는 한 연차 사용은 자유로운 분위기이며 실제로 사용을 적극 장려하고 있어 눈치 보지 않고 활용할 수 있다.

4. 가정의 날 제도

요일과 관계없이 한 달에 두 번, 오후 4시에 조기 퇴근할 수 있는 '가정의 날' 제도가 있다. 이는 초과근무 시간을 정산해 사용하는 방식으로, 2017년부터 시행되어 일과 가정의 양립뿐 아니라 업무 효율성 향상에도 기여하고 있다.

5. 다양한 편의시설

원주 본원 기준으로 각 사옥에는 상시 할인되는 편의점과 저렴한 카페가 운영되고 있으며 건강관리실, 세탁소 등도 마련되어 있다.

1사옥에는 도서관, 헬스장, 샤워실, 탁구장, 실내체육관, 풋살장 등 다양한 건강·여가 시설이 갖춰져 있어 편하게 이용할 수 있다. 구내식당은 아침, 점심, 저녁 모두 운영되며 식사의 질도 높은 편이다. 1사옥 26층과 2사옥 1층에는 넓은 휴게공간이 있어서 더욱 쾌적한 근무 환경을 조성하는데 이 공간은 직원은 물론이고 지역 주민도 이용할 수 있다.

6. 체계적인 교육 지원

- **이러닝:** 시간과 장소의 제약 없이 학습할 수 있도록 영어·일본어·중국어 회화, 역사·문학·철학 등 인문학, 자격증, IT 스킬 등 다양한 온라인 교육 과정을 제공한다.

- **북러닝 및 이북(E-book) 지원:** 연 3회 일반 도서 신청이 가능하며, 전자책 신청 시 전자책 리더기를 대여받아 3개월간 구독 플랫폼을 자유롭게 이용할 수 있다.

- **인사이트포럼:** 인문, 트렌드, 심리 치유 등의 주제로 방송인, 작가, 교수 등 명사를 초청한 특강이 연 10회 이상 열리며, 가끔 친필 도서 추첨 이벤트도 진행된다.

- **평창인재개발원:** 2026년 완공 예정이며 향후 더 다양한 교육 프로그램이 운영될 예정이다.

7. 국외 연수

업무와 연계된 주제로 대학(원), 정부기관, 국제기구, 협회 등을 대상으로 한 국외 연수의 기회가 주어진다. 교육위원회의 심사를 통해 선발되며, 선발되면 교육비, 항공료, 체류비 등이 지원된다.

8. 학위과정 지원

보건정책 및 의료 관련 분야 위탁교육 과정에 참여하면 연계 대학의 전일제 또는 야간 과정에 대해 학자금의 일부 또는 전액이 지원된다. 이는 근무 및 종합 평가를 기반으로 교육위원회의 심사를 통해 선발된다. 위탁과정 외에도 일반 대학원 재학생에게는 학기당 일부 학자금이 지원된다.

9. 다양한 사내 프로그램

직원의 만족도와 지역사회 연계를 모두 고려한 다양한 프로그램이 운영되고 있다. 예를 들어, 지역경제 활성화와 전통시장 이용을 장려하기 위해 매월 마지막 주 금요일에는 직원들이 직접 시장을 방문해 장을 보는 '시장왕 장보고' 캠페인을 진행한다. 또한 강원도의 사회적 기업과 지역 생산품을 판매하는 직거래 장터인 '잇다 장터'도 정기적으로 본원에서 열려 직원과 지역 주민 모두가 함께 즐길 수 있는 장을 마련한다. 이 외에도 고객 응대 부서 직원을 위한 힐링 프로그램, 근골격계 질환 예방을 위한 건강관리 프로그램 등 직원 복지를 세심하게 챙기는 프로그램이 다양하게 마련되어 있다. 청렴 문화를 자연스럽게 익힐 수 있도록 퀴즈 형식으로 진행되는 '도전! 청렴 골든벨'도 직원의 좋은 반응을 얻고 있다. 그 외에도 다양한 사내 캠페인과 프로그램 경진대회가 있어 회사 생활이 지루하지 않게 해준다.

동료 인터뷰

1. 현지 조사 부서 직원

간단한 자기소개를 부탁드립니다.

저는 2015년 간호학과를 졸업하여 병원에 입사했어요. 병원에서는 혈액종양내과에서 혈액암 환자를 간호하고 조혈모세포이식병동에서 이식 환자도 간호하였는데요, 학생간호사 때 완치란 없을 거라 생각했던 혈액암 환자분들이 이식 후 건강히 웃으며 퇴원하는 모습을 보고 간호사로서 많은 보람을 느꼈습니다. 현재는 건강보험심사평가원에서 심사직 간호사로 근무하고 있어요.

건강보험심사평가원에 입사하게 된 이유가 있나요?

혈액종양내과 특성상 환자분들을 짧게는 1년 길게는 3~4년 동안 담당하며 깊은 라포를 형성했어요. 그 과정에서 간호사로서 보람도 느꼈지만, 오랫동안 함께 봐왔던 환자분을 떠나보내며 상실감도 느끼고 마음의 피로가 누적되었어요. 게다가 4년 동안 3교대를 하며 몸과 마음이 지칠 대로 지쳐 있었고 매일같이 항암제와 면역억제제 등 몸에 좋지 않은 약들을 만지는 일도 저에게는 힘든 일이었어요. 나의 건강과 지속적인 행복을 위해 결국 임상에서 떠나게 됐어요.

본인은 현재 어떤 부서에 계시나요? 원해서 가신 건가요?

저는 지금 '현지 조사 부서'에서 일하고 있어요. 지원해서 오게 됐고요. 현지 조사는 2주 동안 전국 방방곳곳을 돌아다니며 출장 업무를 수행해요. 그렇기 때문에 저처럼 여행을 좋아하는 외향적인 직원이 많이 원해서 오는 편이에요. 물론 현지 조사 업무 자체에 매력을 느끼고 지원하여 오는 분도 있고요.

현지 조사 업무를 설명해주세요.

현지 조사 업무는 병원(요양기관)이 이미 받은 요양급여비용이 정당한지 확인하는 거예요. 세부진료내역을 근거로 실제 병원을 조사하면서 진료내역의 사실관계 및 적법 여부를 확인하고 조사하는 업무를 말하죠. 요양기관이 법령이나 고시 기준에 맞게 청구했는지를 현장에서 직접 확인하여 불필요한 건강보험재정의 누수를 방지하는 역할을 수행해요. 요즘은 거의 모든 병원이 전산시스템을 이용하기 때문에 조사한 병원 데이터를 건강보험심사평가원에 들어온 데이터와 비교하면서 부당 청구 여부를 확인해요. 또한 데이터베이스로는 확인이 불가한 내용은 병원 관계자를 인터뷰하거나 직접 환자분께 전화를 드려서 사실관계를 확인하기도 해요. 이처럼 다양한 방법으로 현지 조사 업무를 수행하고 있어요.

현지 조사 업무를 하면서 좋은 점은 무엇인가요?

전국 방방곡곡을 다니는 일이 힘들기도 하지만 예상치 못한 전국 맛집을 찾았을 때는 뜻밖의 선물을 받은 것처럼 기뻐요. 3년 동안 정말 전국에 안 가본 곳이 없을 정도였는데 바쁜 업무 시간에 틈이 날 때 지역 맛집에 가는 것이 저의 출장 중 작은 행복이랍니다.

그럼 일을 하며 힘든 점은 무엇인가요?

아무래도 병원의 입장에서 현지 조사관을 볼 때에는 고운 시선으로 볼 수 없는 게 사실이죠. 뭐 하나라도 꼬투리를 잡으러 왔다고 생각할 수 있으니까요. 그러다 보니 병원 대표자 및 관계자에게 안 좋은 소리를 듣거나 폭언 등을 들을 때 가장 힘든 것 같아요. 저도 사람인지라 그런 말을 들으면 당장은 기분이 나쁘지만 그 모든 게 이러한 불편한 상황으로 인해 비롯된 것이라고 생각해요. 나라는 사람이 아닌 '조사관'에게 하는 말이라고 생각하고, 일할 때의 나와 현실의 나를 분리하려고 노력합니다. 그러다 보면 힘든 일도 금방 툴툴 털어버리게 되더라고요.

건강보험심사평가원을 추천한다면 어떤 점 때문인가요?

연차가 자유로운 점이 가장 좋아요. 간호사 때는 연차는커녕 아플 때도 제대로 쉬지 못하는 점이 가장 억울했어요. 그런데 회사에서는 개인 사정이 있을 때나 아플 때 연차를 자유롭게 사용할 수 있어서 삶의 질이 한 단계 상승한 것 같아요. 또한 앞으로 인생의 계획을 생각할 때

휴직 등의 사용이 자유롭다는 점도 가장 큰 장점인 것 같아요. 간호사로 일할 때 워킹맘 선배들을 보며 '내가 나중에 저렇게 일할 수 있을까?'라는 걱정이 앞섰는데 지금은 출산·육아휴직, 육아기 단축근로 등 회사의 다양한 장점 덕분에 그런 걱정은 전혀 하지 않아요.

마지막으로 하고 싶은 말씀이 있으신가요?

간호사로 일할 때는 정말 그 병동이 세상의 전부인 줄 알았어요. 간호사로 일할 수 있는 곳은 오직 병원뿐인 줄만 알았고 그곳에서 나의 가치가 가장 빛나는 줄 알았는데 나와 보니 아니더라고요. 물론 저도 병동을 떠날 때는 '내가 병동 아닌 곳에서도 잘할 수 있을까?' 하는 두려움이 앞서서 몇 번이고 퇴사를 번복하기도 했어요. 하지만 지금은 전혀 후회하지 않습니다. 나는 이곳에서도 여전히 간호사이며 이제는 내 환자뿐 아니라 국민의 건강보험 재정이 올바르게 쓰이는 더 큰 일에 동참하고 있으니까요. '잘할 수 없을 거야.'라고 지레 겁먹고 포기하지 마셨으면 좋겠어요. 간호사분들 모두 자신의 가치가 더 빛나는 곳에서 새롭게 시작하시길 응원합니다.

2. 급여기준 개발 부서 직원

간단한 자기소개를 부탁드립니다.

안녕하세요. 저는 병원 생활을 수술방에서 시작하고 현재 건강보험심사평가원으로 이직한 평범한 간호사입니다. 수술방에서는 일반외과, 신경외과, 흉부외과, 정형외과 등 수술을 요하는 외과 파트의 진료과별 트레이닝을 약 3개월에서 6개월씩 거치면 자신만의 주특기과가 생겨요. 그리고 스크럽 간호사로 일하면서 본인의 성향과 각 진료과의 전반적인 평가를 고려하여 자신만의 수술전담 진료과가 생기게 되고요. 저는 주로 신경외과와 간이식 수술방 그리고 흉부외과 수술방을 전담했어요. 생사를 오가는 중증외상 환자 수술과 새 생명을 나누는 이식 수술 등 임상 현장에서 6년간 사명감을 느끼며 병원 생활을 했고, 2016년에 현 직장인 건강보험심사평가원에 이직했어요.

건강보험심사평가원에 입사하게 된 이유가 있나요?

생사를 오가는 치열한 임상 현장에서 근무하고 있을 때쯤 문득 국민의 보건과 건강에 대한 정책을 담당하는 준정부기관 등 보건의약 계열 공기업 취업에 관심이 생겼어요. 그간 병원 생활을 하며 밤낮 가리지 않고 환자의 생명을 살리는 데 이바지한 일도 매우 보람 있었지만, 좀 더 포괄적인 시각에서 우리 사회의 전반적인 보건정책과 관련된 일을 한다면 그것 또한 간호사로서 사회에 이바지할 수 있다는 생각을 해봤어요. 특히 우리가 임상 현장에서 발생하는 대부분의 의료 행위와 약제 등 국민에게 올바른 건강보험요양급여비용을 적용하는 업무와, 진료 내용이 적절한지 등을 심사하고 평가하는 건강보험심사평가원에 유독 관심이 갔죠.

개인적인 측면에서도 제가 나중에 가정을 꾸린다고 생각했을 때, 지금보다 좀 더 좋은 여건에서 가족을 돌보기 위해서는 워라밸도 생각하지 않을 수 없었어요. 또 병원의 3교대 생활보다 비교적 규칙적이고 정규적인 근무시간과 신분이 보장되는 공기업으로 이직하는 것도 괜찮다고 생각했어요.

병원 생활을 하며 공기업 입사 시험인 NCS와 면접을 홀로 준비하는 어려움이 있었지만 결국 이직이라는 좋은 결과를 얻을 수 있었답니다.

현재 어떤 부서에 계시나요?

현재 저는 일선 병원에서 환자분들에게 행해지는 의료행위에 대한 건강보험적용 기준(급여기준)을 개발하는 부서에 소속되어 있어요. 국민들이 병원에 내원하면 증상 및 부상 정도, 질병 양상 등 환자 상태에 따라 수술이 필요할 수도 있으며 진단을 위한 검사도 필요할 수 있잖아요? 그에 수반하여 입원료가 발생하고 약제 및 치료 재료도 사용하게 되죠.

이중 처치 및 수술료와 검사, 초음파, CT, 내시경 등 여러 진료 행위에 대해 국민이 적정한 치료를 받을 수 있도록 하기 위해서는 건강보험 재정을 투입해야 하는 기준(급여기준)이 필요해요. 이 기준을 참고하여 의료 현장에서 수술 및 검사 등이 국민에게 시행되는 것이죠.

그래서 이 '급여기준'을 개발함에 있어 실제 진료를 하는 의사와 의학계에 급여기준 개발에 대한 의견을 요청해요. 그리고 기준을 만들어야 하는 의료행위에 대해 제 외국 보험 적용 사례와 같은 다른 나라에서 관련된 행위의 정책이 어떻게 적용되는지 확인해요. 그뿐만 아니라 해당 의료행위에 대한 관련 의학 교과서와 연구 논문 등 학문적인 근거 수준도 확인해야 해요.

앞서 언급한 모든 것을 담당자와 부서에서 검토하고 숙고한 뒤 보건복지부에 보고하면 의견 수렴 단계인 행정예고를 거치게 되며 행정예고 기간이 끝나면 비로소 급여기준이 발령된답니다.

일을 하며 힘들었던 점은 무엇인가요?

병원을 떠나 공기업에 입사하면 완벽한 워라밸을 보장받을 수 있을 거라 생각했지만, 부서 특성에 따라 또는 업무 긴급도에 따라 퇴근 시간인 6시 이후에 야근을 해야 하는 일은 어쩔 수 없이 발생하더라고요. 특히 현재 근무하는 부서에서는 전 사회적인 관심도가 높은 항목은 긴급하게 검토한 후 보건정책에 반영해야 할 때가 있어요. 건강보험심사평가원도 엄연히 보건복지부산하 정책지원 실무를 지원하는 공공기관이기 때문에 국정감사 시즌에는 의료계 이슈 등 관련 사안에 따라 야근을 하기도 해요.

그리고 국민에게 제공되는 의료서비스인 진료 행위에 대한 건강보험 재정이 투입되는 요양급여기준을 만드는 업무이다 보니 기준 검토 시 놓친 것은 없는지 하나부터 열까지 매우 세심하게 검토해야 하는 부분도 힘든 점이라고 할 수 있어요. 또한 입사 전에는 간호사로서 임상 현장에서 의료서비스를 환자에게 직접 제공하는 일을 했었는데, 심사평가원에서는 국민의료이용 데이터의 통계분석 및 관련 정책 보고서 작성, 문서 기안 등 많이 다른 일을 맡게 되어서 초반엔 일 처리가

서툴고 매우 힘들기도 했어요.

하지만 이런 점은 업무를 하며 쌓이는 경험과 팀 내 선배들의 조언으로 이겨낼 수 있었어요. 또한 부서의 OJT 교육 등 기본적인 업무를 수행하기 위한 교육 과정이 갖추어져 있으므로 크게 걱정하지 않아도 돼요.

업무를 하시며 보람을 느낄 때가 있나요?

물론이죠. 급여기준 검토 담당자로서 내가 만든 급여기준이 고시되어 국민들이 요양급여 적용을 받게 될 때 매우 보람을 느낀답니다. 특히 요즘 사회적인 문제로 떠오르는 저출생 문제와 관련하여 보건복지부의 정책적인 판단에 저의 검토 자료가 기초 자료로 보고되고 실제 정책으로 적용되었을 때의 보람은 이루 말할 수가 없었어요. 지금은 예전처럼 임상 현장에서 직접 의료 서비스를 제공하지는 않지만 얼마든지 환자와 국민의 건강 증진에 도움이 될 수 있음을 깨달았어요.

기억에 남는 에피소드가 있나요?

특별한 에피소드는 아닙니다만, 심사평가원에 입사하고 나서 점심시간이 무려 1시간이나 된다는 점에 놀랐던 기억이 나요. 사실 임상 현장에서 근무하는 여느 간호사 선생님들은 공감하실 텐데요, 환자를 케어하다 보면 정해진 점심시간에 제대로 밥을 먹은 적이 거의 없었어요. 식사도 상황에 따라 급히 해결해야 하는 때도 있었고요.

실제로 수술방에서는 점심을 먹기 위해 수술 도중 스크럽 간호사의 손을 바꾸는 일은 상상하기 힘들었죠. 운 좋게 점심시간에 맞춰 수술이 끝나는 행운이 따라도 다음 수술 준비를 위해 밥을 거의 마시다시피 해결하고 바로 수술방으로 향할 수밖에 없었어요.

하지만 치열했던 임상 현장을 떠나 이직한 후에는 정해진 출퇴근 시간과 점심시간이 있어 입사 동기들이나 동료들과 여유롭게 식사하며 대화를 나눌 수 있어서 너무 좋았어요.

마지막으로 하고 싶은 말씀이 있으신가요?

다른 병원으로의 이직, 보건직 공무원이나 공공기관으로의 이직 등 자신에 대한 변화를 두려워하지 말고 실제 행동으로 옮기시길 권유 드려요. 현재 자신이 처한 환경에 익숙해지고 시간이 흘러 안정되면 '그냥 이렇게 살면 되지 않을까?'라고 생각하며 다른 환경에 잘 적응할 수 있을지 걱정하기 마련이에요.

하지만 간호사로서 우리가 사명감을 가지고 환자와 국민을 위해 할 수 있는 일은 의료 현장 외에도 무궁무진하다는 점을 잊지 마시고 끊임없이 다른 분야에 도전해 보시길 바라요. 물론 현재 의료기관의 임상간호사로 근무하며 얻는 보람과 근로에 대한 보상 등 개인이 느끼는 만족도의 차이는 분명히 있을 수 있어요. 하지만 향후 자신의 미래를 그려봤을 때 어느 기관에서 일하고 싶은지 심도 있게 고민해 보세요. 이직을 준비하거나 다른 방향으로 나아가고자 한다면 마주 오는 물살을 이겨내며 조용히 자신만의 방법으로 준비하시길 바랍니다.

3. 연구직 직원

간단한 자기소개를 부탁드립니다.

안녕하세요. 저는 상급종합병원에서 수술실 간호사와 연구간호사로 근무하다가 현재는 건강보험심사평가원에서 연구직으로 근무하고 있는 한 명의 간호사예요.

건강보험심사평가원 연구직에 지원한 이유가 있나요?

대학원에서 공부하던 중, 지금의 회사에서 근무하시던 분께서 추천해 주셨어요. 추천해 주신 분은 심사직이셨는데, 그분이 보시기에 제가 연구직으로 근무하면 잘 어울릴 거라고 생각하셨던 것 같아요. 실제로 저도 당시에 가능하면 많은 사람을 대상으로 하여 그 결과를 일반화할 수 있는 연구에 관심이 많았어요. 스스로 부족하다고 생각하는 부분을 이 회사에서 채울 수 있을 것 같았어요.

연구직은 주로 어떤 부서로 가고 무슨 업무를 하나요?

다수는 심사평가정책연구소 소속의 심사평가연구실에서 근무하고, 다양한 사업 부서마다 한두 명씩 다른 직군들과 함께 근무하는 형태로 되어 있어요. 우리 원에는 50여 개의 실 아래로 각각 2~5개 부서가 있어서 해당 실이나 부서의 성격에 따라 업무가 매우 다양해요. 가장 많은 연구직이 근무하는 심사평가연구실에서는 연구실 내의 각 부서 성격에 맞는 연구(보고서 작성 등)를 하는 편이고, 타 사업 부서에서 근무하는 분은 주로 해당 부서에서 수행하는 업무의 근거 자료를 찾고 관련 내용을 분석하여 학문과 실무를 잇는, 일종의 '근거기반실무'

가 가능하게 하는 업무를 수행해요.

현재 무슨 업무를 하고 계신가요?

저는 지금 연구실에서 근무하고 있어요. 연구실에서는 주로 국가의 보건의료정책과 관련된 보고서를 작성하거나 병원 및 지역사회에 필요한 항목을 발굴하고 개선점을 찾는 연구를 수행해요. 외부 의뢰를 받기도 하고요. 안타깝게도 대부분의 내용이 연구 종료 후에 공개가 가능해서 연구 내용을 자세하게 말씀드리기가 어렵네요.

이직한 것에 만족하시나요?

저는 환자와 가장 가까운 곳에서 가장 먼 곳으로 이동했는데요, 그 대신에 보다 더 많은 수의 환자를 이해할 수 있게 되었다는 점이 만족스러워요. 다만 우리 원의 연구직은 본원 외 지역으로 이동이 어려운데 그건 단점으로 느껴지기도 해요.

일을 하며 힘들었던 점은 무엇인가요?

임상 현장에서 보낸 '간호사'로서의 생활을 생각해 보면, 각 환자에게 어떤 것을 적용하기 위해 그 환자의 특성을 가능한 한 많이 이해하는 것이 중요했죠. 그러나 현재의 일은 가장 많은 대상자에게 같은 것을 적용하기 위해 다수를 포괄하는 특성을 이해해야 해요. 그 부분이 처음에는 조금 어렵게 느껴지기도 했답니다.

병원 간호사와의 차이점은 무엇인가요?

우선 가장 큰 차이점은 앞선 질문에서도 말씀드린 것처럼 상대하는 대상의 규모라고 생각해요. 또 연구직은 행동보다 글로 사람을 설득해야 하는 점이 병원 간호사와 다른 점일 수 있겠네요.

심사직과의 차이점은 무엇인가요?

사실 우리 원에서 심사직이 하는 업무가 너무 다양해요. 기관명처럼 심사와 평가를 수행하기도 하고, 관련 기준이나 수가를 만들고 개선하는 등의 업무를 하기도 하고요. 그래서 단순한 비교는 어렵지만 연구직은 타인을 직접 상대하는 경우가 심사직에 비해서는 적은 것 같아요. 보고서와 같은 결과물이 외부로 공개되었을 때 관련 내용을 설명하는 정도의 업무 외에 원내 타 부서나 원외 타인과의 마주침이 덜한 것처럼 느껴져요.

또 한 가지의 차이점을 꼽자면, 자신의 이름을 건 결과물이 외부로 나온다는 부분이라고 생각해요. 심사직의 업무 결과로 고시나 책자의 항목과 내용이 변경되기도 하는데요, 이 경우에 담당자의 이름이 공식적인 문서로 나가는 경우는 거의 없거든요. 연구직은 자신의 이름이 포함된 보고서를 외부에서 검색할 수 있다는 차이가 있어요.

마지막으로 하고 싶은 말씀이 있으신가요?

저는 꼭 임상 현장이 아니라도 간호사가 누군가를 위해 수행하는 모든 행동이 간호의 한 부분이라고 생각해요. 생각보다 많은 곳에서 간호사를 필요로 하고 있으니까요. 앞으로의 진로를 고민하고 있는 누군가에게 제 말과 글이 조금이나마 도움이 되었으면 좋겠습니다. 감사합니다.

최신 채용 정보 안내

건강보험심사평가원 2025년 상반기 채용 정보(심사직 5급 기준)

(출처: 건강보험심사평가원 홈페이지, https://www.hira.or.kr/)

채용 정보는 매번 변경되므로 정확한 내용은 건강보험심사평가원 홈페이지 채용 정보를 확인

· **채용 절차**

공고 및 접수		서류 심사		필기 시험 및 인성 검사	
온라인 블라인드 채용	→	자격 사항 경력 사항 교육 사항 경험 사항 및 자기소개서	→	NCS 보건의료지식	→

면접 심사		임용 서류 검토		수습 임용
집중면접 토론면접	→	증빙서류 제출, 진위 확인	→	최종 합격

1. 지원서 접수: 온라인 접수만 가능

* 자기소개서 항목 비교

2024년 하반기	2025년 상반기
1. 건강보험심사평가원의 역할과 책임은 무엇이며, 우리원의 비전 달성을 위해 취해야 하는 전략을 지원자가 지원하는 직무와 연관하여 기술하여 주십시오.	1. 건강보험심사평가원이 신뢰받는 심사 기관으로서의 역할을 다하기 위해 필요한 전략은 무엇이며, 이와 관련하여 지원자는 지원하는 직무에서 어떤 기여를 할 수 있을지 기술하여 주십시오.
2. 관점이나 의견이 달랐으나 상대방의 의견을 존중하여 협력해서 좋은 성과를 거두었던 경험을 기술하여 주십시오.	2. 지원한 분야에서의 주요 고객층과 이해관계자는 누구이며, 어떤 자세로 대해야 하는지 기술해 주십시오.
3. 우리원과 관련된 최근 이슈 한 가지를 선택하고, 바람직한 우리원의 역할에 대해 본인의 의견과 함께 기술하여 주십시오.	3. 본인의 전문성을 키우기 위해 시도했던 다양한 노력들을 나열하고 그 중 가장 효과적이었던 노력과 결과를 정리하여 기술해 주십시오.
4. 빠른 변화의 시대에 대처하여 지금까지 자신의 성장을 위해 어떤 목표를 설정하고 달성하기 위해 어떤 노력을 기울였는지, 이후에는 어떤 계획이 있는지 기술해 주십시오.	4. 변화에 적응하는 과정에서 유연하게 대처하기 위한 본인의 노하우를 정리하여 기술해 주십시오.

2. 서류심사

- 채용 예정 인원의 7배수 선발

- 심사 기준에 따라 자격 사항, 경력 사항, 교육 사항, 경험 사항 및 자기소개서 평가

3. 필기시험 및 인성검사

- 채용 예정 인원의 3배수 선발

- NCS 기반 직업기초능력평가, 직무수행능력평가(보건의료지식)

구분		영역	평가 내용
1교시	210문항, 30분	인성검사	개인 성향, 인성, 응답신뢰도 및 조직적합도 등
2교시	80문항, 100분	직업기초능력평가	문제해결능력, 수리능력, 의사소통능력, 정보능력
		직무수행능력평가	건강보험심사평가원 업무 및 역할, 건강보험법령* *건강보험법령 출제 범위: 국민건강보험법, 국민건강보험법 시행령, 국민건강보험법 시행규칙, 국민건강보험 요양급여의 기준에 관한 규칙

4. 면접심사

- 채용 예정 인원의 1배수 선발

- 다대일 집중면접, 다대다 토론면접

구분		평가 내용
집중 면접	면접위원 다수, 면접자 1명	직무적합성, 작업기초능력 등 개인별 역량 평가, 조직 적합도 및 종합인성 평가
		심층면접(직종별 과제 수행 및 발표·질의응답, 과제는 면접당일 부여) 및 인성면접
토론 면접	면접위원 다수, 면접자 다수	개인들 간 상호 작용 및 집단 내에서의 개인행동 평가

내가 생각하는 건강보험심사평가원

이제 건강보험심사평가원에서 5년간 근무하며 느낀 점을 이야기 해 보려 한다. 우선 간호사로 일할 때보다 훨씬 '건강하고 안정된 삶'을 살고 있다고 느낀다. 하루 일과와 시간을 온전히 내가 조절할 수 있다는 점이 가장 크다. 예측 가능한 스케줄 덕분에 갑작스러운 상황에 쫓기지 않고, 대부분 정시에 퇴근할 수 있어 퇴근 후 시간도 여유롭다. 특별한 일정이 없다면 몸이 안 좋을 때 바로 연차를 쓸 수 있고 원하는 날 쉴 수도 있다. 점심시간에는 식사 후 커피 한 잔을 여유롭게 마실 수 있다. 이런 것이 모두 당연하게 들릴 수 있지만 임상에 있는 간호사에게는 참 멀게 느껴지는 일이다. 그래서 이곳에 적응한 후에는 병원을 나온 걸 단 한 번도 후회한 적이 없다.

업무는 무척 다양하고 넓다. 입사 5년 차인 지금도 모르는 일이 많아 매번 새로운 걸 배우고 공부하며 검토하는 과정이 계속된다. 그래서 늘 발전하고 있다는 느낌을 받는다. 다만, 이 점은 장점이자 단점이 될 수 있다. 병원과는 완전히 다른 업무를 하게 되고 기본적인 업무를 익히기까지 두세 달은 걸린다. 부서 이동도 보통 3년마다 이뤄져서 매번 완전히 새로운 업무를 맡아야 하므로 평생 적응의 연속이라고 볼 수 있다. 최근엔 건강보험제도의 개편과 의료비 증가로 건강보험심사평가원의 역할이 더욱 커짐에 따라 업무가 점점 복잡하고 어려워지고 있다.

모든 직장인이 '가슴에 사직서를 품고 다닌다'는 말처럼, 회사 생활이 늘 좋은 날만 있는 건 아니다. 그렇지만 나는 '스트레스 없이 오래 일하기'를 목표로 하고 있다. 요즘 특히 중요하게 생각하는 두 가지가 있다.

첫째, 온앤오프의 균형이다. 병원에서 일할 때는 항상 누군가에게 업무를 인계해야 했기에 퇴근 후에도 '빠뜨린 건 없나?'라고 걱정하며 계속 업무를 생각했었다. 하지만 지금은 퇴근 후에 거의 업무 생각을 하지 않는다. 출근과 동시에 '온(ON) 스위치'를 켜서 집중하고, 퇴근하면서 컴퓨터와 함께 머릿속 스위치도 꺼버린다. '나만의 오프(OFF) 스위치'를 갖고 업무 생각을 잠시라도 잊는 게 정말 중요하다고 느낀다. 그래야 퇴근 후에 온전히 쉬고 회복할 수 있다.

둘째, 시간은 흐른다. 바쁜 시기는 언제든 온다. 부서를 옮겨 새로운 업무를 익히거나 촉박한 기한에 맞춰야 할 일이 생기거나 실무자의 입장과 맞지 않는 정책 방향을 마주할 때도 있다. 대부분의 업무는 (중장기 추진계획에서) 하기로 되어 있으면 해야만 하는 구조이기에 힘들 때가 많다. 하지만 그런 시기에는 감정을 걷어내고 '이번 달만 버티자'는 생각으로 하루하루 해내다 보면 어느새 3개월이 지나 있고 문제는 해결되어 있는 경우가 많았다.

나는 병원을 그만둘 때, 사실 용기가 없어서 이직 가능성이 가장 높은 곳으로 왔다. 어쩌다 물 흐르듯 이곳에 왔지만 막상 나와 보니 간호사가 일할 수 있는 분야가 정말 다양하다는 걸 알게 됐다. 내 주변의 병원 동료들도 지금은 병원 외래, 심사직, 교육전담팀, 기업의 보건관리자, 간호직공무원, 보건교사, 보험회사 등 여러 곳에서 자신만의 커리어를 쌓아가고 있다. 지금 취업을 준비하거나 새로운 도전을 앞두고 있는 사람이라면 두려워하지 말고 용기 있게 도전했으면 좋겠다.

입사를 준비할 때, 건강보험심사평가원이 어떤 일을 하는지 아무리 찾아봐도 너무 어렵고 와 닿지 않았다. 이 글을 읽는 분들에게는 조금이라도 현실적이고 구체적인 도움이 되었기를 바란다. 이렇게 책을 통해 건강보험심사평가원의 업무를 알릴 수 있어서 영광이다. 그리고 '간직 시리즈'를 통해 자신의 진로를 고민 중인 분에게 조금이나마 도움이 되었으면 한다.

마지막으로 오늘도 병원 안팎에서 국민의 건강을 위해 애쓰고 계신 모든 간호사 선생님을 진심으로 응원한다.

당신은 어떤 꿈을 간직하고 있나요?

공기업 간호사를 간직하다

초판 인쇄 2025년 9월 11일
발행일 2025년 9월 15일

저자 유보영, 최소연

책임편집 고은희
편집 배현진, 이희은
교정·교열 신수일
디자인 정지영

발행처 드림널스

✉ dreamnurse7@naver.com
◉ dreamnurse7
(SNS) 네이버 블로그 드림널스